JN321501

the FACTS
強直性脊椎炎
Ankylosing Spondylitis

―― 患者，介護者，医療従事者のための
　　　　　　　　　専門的アドバイス ――

著　Muhammad Asim Khan
監修　浦野房三
訳　田島彰子

株式会社 新興医学出版社

Ankylosing Spondylitis : The Facts

Muhammad Asim Khan MD FACP FRCP
Professor of Medicine
Case Western Reserve University
School of Medicine, Cleveland, Ohio, USA

Copyright ©Muhammad Asim Khan, 2002

"Ankylosing Spondylitis : The Facts" was originally published in English in 2002. This translation is published by arrangement with Oxford University Press.
First published 2002, Reprinted 2003 (twice), 2004, 2005, 2006.

Japanese translation copyright 2008 by Shinko Igaku Shuppansha. All right reserved.

【監訳者序文】

　この「the Facts 強直性脊椎炎」の日本語訳が出版されるまでの過程を考えると，いくつかの大きな出会いを思い出さざるをえない。

　私が日本リウマチ財団派遣医として米国オハイオ州にあるケース・ウエスタン・リザーブ大学へ留学したのは1991年のことである。その大学のリウマチ科は温かい雰囲気をもった教室であった。当時，この大学のリウマチ科では毎週30名前後の研究者によるミーティングが開かれていた。この中に西アジア系の研究者も数名参加していた。当時は意識していなかったが，この中にカーン教授が含まれていたはずである。

　書物との出会いもあった。大きな影響を受けたのは次の2つである。1つはカナダのフィッツチャールス先生の論文である。線維筋痛症と診断された症例の3分の1程度は脊椎関節炎であったという報告である。もう1つは，カーン教授の書かれた啓蒙書，まさにこの本の原本「the Facts Ankylosing Spondylitis」である。ここには強直性脊椎炎が線維筋痛症と誤診されていることがあるという記述があった。

　2005年には米国サンディエゴのアメリカリウマチ学会に参加して，カーン教授に直接お会いすることができた。私は教授の勤務している大学のリウマチ科に留学したことがあり，日本の線維筋痛症友の会の顧問医師をしているが，教授の本に感銘を受けたという内容の話をした。教授は「あなたの立場は非常に重要な立場だから，頑張ってください」と激励してくださった。教授ご自身がAS患者であり，非常に穏和な方で，何回も手術を受けているにもかかわらず，杖も使わず歩いていた。

　線維筋痛症友の会の顧問医師をしているので，私の外来には全国から広範囲疼痛の患者が訪れるようになった。しかし，遠来の患者を診察してみると，腫れている部位があったり，レントゲン所見でも異常がみられたり，線維筋痛症単独の病気ではない患者が大半であった。カーン教授の本が一般の日本人にも読まれるようになったら強直性脊椎炎に対する人々の見方も変わるだろうと常々考えていた。

　2007年の秋に新興医学出版から脊椎関節炎の執筆を依頼された。そして，その原稿を半分くらい書き上げた冬の外来診察日，以前，カーン教授

の本を紹介した患者さんが「先生，あの紹介された本を翻訳しました」とおっしゃった。私は内心，びっくりし，非常に嬉しく，言葉が出てこなかった。この本が翻訳されれば多くの患者が救われると思っていたので，「それはすごい。是非，本にしたいですね」と申し上げた。

　この本には強直性脊椎炎を中心に，脊椎関節炎に関する基礎医学的な事項から，診断，薬物療法，リハビリテーション，そして，患者の心構えまで，懇切丁寧に書かれている。ASを診る医師，患者をはじめコメディカル向けに書店で販売される強直性脊椎炎の書物としてはおそらく日本初と思われる。

　今思えば，さまざまな出会いがこの本の出版に向かっていたように思える。長年考えていたことが現実になり夢のようである。

2008年10月

浦野房三

【はじめに】

　この本は主に強直性脊椎炎（AS）の患者の皆さん，彼らの家族，彼らの友人のためのものであるが，私はこの本がAS患者の健康管理に携わる専門家，患者と共に働く組織の人々にとっても有益となることを望んでいる。

　大学病院で研究をしている医師として，また，リウマチ専門医として，私の調査対象はASとこの本の中でも取り上げている脊椎関節炎と呼ばれるそれに関連した病気に絞られてきた。私が多くの研究者より個人的な関心を持っているのは，12歳の時以来重症のASを患ってきたからである。この病気のために私が直面した問題を，最近2つの医学雑誌で発表した（巻末文献：カーン，2000，2001）。

　ASとそれに関連する病気は，早期に診断され，正しい医学的管理が施されるならば，症状を和らげ，間違った治療を防ぎ，将来におけるQOL（生活の質）を高め，長期にわたる身体障害や体の変形の危険を減らすことになる。

　AS患者は，適切なカウンセリング，さらには自立の問題や可能な限りの生活様式の見直しに関する情報や，自己管理を高めるための健康教育を受ける必要がある。これは患者が医療費を減らし，勧められた薬物療法や運動療法に従うのみならず，安定した健康を得る手助けとなる。

　自分の病気をよく理解した患者は，より自己責任を持つようになり，勧められた治療法に積極的に従うようになる。それは長期にわたり，より良い健康状態や結果を得ることに役立つ積極的な生き方の変化をもたらすようになるだろう。私はこの本が患者に知識を提供すると共に，これらの意図する目的を果たしてくれることを希望する。多大な助言をしてくださった多くのAS自立団体や組織の皆さん，とりわけエルンスト・フェルトケラー氏に感謝する。

ムハンマド・アシム・カーン
ケース・ウエスタン・リザーブ大学内科学教授
アメリカ合衆国　オハイオ州　クリーブランド市
Muhammad Asim Khan MD FACP FRCP
Professor of Medicine, Case Western Reserve University School of Medicine, MetroHealth Medical Center, Cleveland, Ohio 44109, USA

【献　　呈】

　私はこの本を私の家族（私の両親ウマールとハミーダ，私の妻マストゥーラ，私の息子たちアリとラザ），そしてとりわけ私と同じように強直性脊椎炎を患うすべての人々，彼らの健康管理に携わる医療従事者と同様に，患者の家族に捧げる。

Muhammad Asim Khan

目　次

第1章　強直性脊椎炎における真実と俗説 ································ 1
第2章　強直性脊椎炎とは何か ··· 5
第3章　初期症状 ··· 12
第4章　病気の経過 ··· 16
第5章　運動と理学療法 ·· 19
第6章　薬物療法 ··· 31
第7章　伝統的ではない（補完あるいは代替）療法 ······················ 42
第8章　外科的治療 ··· 49
第9章　後に現れる症状 ·· 52
第10章　典型的な症例 ··· 57
第11章　強直性脊椎炎と共に生きるヒント ····························· 59
第12章　ASの管理とその概要 ·· 68
第13章　リウマチ専門医の役割 ······································ 70
第14章　放射線医学と診断 ··· 72
第15章　病気の過程 ··· 76
第16章　HLA-B27と強直性脊椎炎の原因 ······························ 83
第17章　脊椎関節炎 ··· 94
　付録1　強直性脊椎炎の組織 ······································ 106
　付録2　用語解説 ··· 115
　付録3　日本の専門医 ··· 134
　参考文献と参考資料 ·· 135
　索引 ··· 144

第 1 章　強直性脊椎炎における真実と俗説

真　実

- 強直性脊椎炎（英語では Ankylosing Spondylitis という。略して AS）は，慢性，進行性，疼痛性，炎症性のリウマチ性疾患であり，脊椎関節，特に脊椎の基の部分（仙腸関節と腰椎）を侵す。

- AS は典型的には 15 ～ 30 歳の間に発症し，若い人々を襲う。この病気の平均発症年齢は 24 歳であるが，その範囲は 8 ～ 45 歳に及ぶ。

- AS は発症するまで，ほとんどが徐々に潜行する慢性的な腰の痛みとこわばりで始まる。正しい診断が下されるまでに，平均して約 6 年という長い年月がかかる。

- 長い年月をかけて，AS 患者はだんだんとこわばりや脊椎の動きの制限が進行し，胸の拡張も制限されるようになる。

- AS の何割かは，脊椎の近くにある他の関節，特に股関節や肩関節などが侵されることがある。開発途上国においては，特に小児期にこの病気を発症した場合，これらの他に四肢の関節も侵されることがよくある。

- AS 患者の約 3 分の 1 には，急性の眼の炎症が発症する（急性虹彩炎）。

- AS は特に骨盤の仙腸関節の炎症（仙腸関節炎）による変化が，X 線で特徴的に現れる。残念なことに，この X 線における証拠が現れるには時間がかかる。病気の初期に撮られた X 線像では何の変化もないこと

もあるし，また，変化があっても明確でないこともある。最終的には仙腸関節に仙腸関節炎の証拠が現れる。

・この病気は時に家族の何人かに発症することがある。

・ASの原因はいまだ十分に解明されていないが，重要な遺伝的要素が存在する。AS患者のほとんどは，HLA-B27と呼ばれる遺伝子を持っている。AS患者においては，北ヨーロッパ人では90％以上の人々にみられる。地中海地域の人々では約80％，アフリカ系アメリカ人では約50％の人々に，この遺伝子が見つかっている。AS患者以外では，この遺伝子はアメリカ合衆国の白人ではたった8％で，アフリカ系アメリカ人においては，2～3％に存在するだけある。

・この病気にはHLA-B27だけではなく，たくさんの遺伝子が関わっている。さらに関連する遺伝子や，この病気が発症する引き金となる要因（おそらくは細菌の感染）についても，現在調査が進められている。

・AS患者の何％かは，乾癬や慢性の炎症性腸疾患（潰瘍性大腸炎，クローン病）あるいは反応性関節炎（ライター症候群）とも関係がある。

・今のところASを治癒させる方法はないが，背中の痛みやこわばりの症状には，非ステロイド性抗炎症薬（NSAIDs）や，標準的な運動療法のプログラムがよい効果をもたらしている。

・ASの経過は多岐にわたっているが，ほとんどの人は経過も良く，ライフスタイルや仕事環境などを見直さなければならない可能性はあるにしても，普通の生産的生活を送ることができる。しばしばあるいは長時間，背中を曲げていたり，重いものを持ったりする肉体労働者は，転職を考えなければならないこともある。

俗　説

俗　説　ASはまれである。

真　実　ASは，成人の少なくとも200人に1人（おおよそ0.5％）に発症する。しかしその有病率は，世界のそれぞれの場所によって異なるようである。ドイツの研究によれば，ASは関節リウマチと同じぐらいよくみられ，ドイツにおける成人人口の1％に発症することが示されている。ASは，よく知られている白血病，筋ジストロフィー，嚢胞性線維症よりもさらにありふれた病気である。

俗　説　女性や子どもはASには罹らない。

真　実　最近の研究によると，男性のAS患者は，女性のAS患者の2～3倍であるという結果が得られている。女性においては病気の進行も大変ゆっくりである。初期においては少し現れかたが違うようだが，子どもにも発症し得る病気である。子どもの場合，背中の痛みやこわばりよりはむしろ，かかとの痛み，膝，股関節の痛みを訴える。

俗　説　ASは常に脊椎の癒合をもたらす進行性の病気である。

真　実　ASの症状や重症度は，人によってそれぞれ異なる。患者の多くは脊椎の完全癒合が起こる前に炎症が治まるので，全脊椎の完全癒合にまで進行することはない。進行型のAS患者においては，長い年月の間，炎症が脊椎全体にまで及ぶ傾向がある。しかし，脊椎はよりこわばり固くなるけれど，炎症が新しい骨の形成に関わる治癒過程に取って代わるにつれて，背中の関節の痛みは和らいでいく。これは，病気が燃え尽きた状態（バーンアウト）であるとしばしば言われてきた。しかし眼の炎症（急性虹彩炎）や，かかとの痛みといったASの特徴は引き続き起こり，病気が完全なる寛解に至っていないことを示している。

俗説 AS患者を助ける手だては何もない。

真実 早期の診断によって，間違った治療を防ぎ，症状を最小限に食い止め，身体障害や体の変形の危険を減らすことができる正しい医学的管理を打ち立てることができる。

俗説 従来の治療法で十分な効果が得られなかったAS患者に，新しい画期的な治療法はまだみつかっていない。

真実 最近の研究によれば，そのような患者にはTNF阻害療法がたいへん良い効果を上げているようだ。

第2章 強直性脊椎炎とは何か

　強直性脊椎炎（AS）は，背中すなわち脊椎と仙腸関節（図1）を侵す慢性（進行性）疼痛性炎症性のリウマチ性疾患である．典型的には思春期，青年期に始まり，45歳以降に発症するのはまれである．

　「Ankylosing（強直性）」という言葉は，曲がるという意味を表すギリシャ語のankylosを起源とし，今では動きを制限（こわばっている）し，最終的には癒合に至るものという意味合いが含まれるようになってきている．関節がその動きを失い固くなった時，「ankylosed（強直した）」と言われる．

　「Spondylitis（脊椎炎）」は，脊椎の椎骨の炎症を意味している．その言葉は，椎骨を表すギリシャ語のspondylosと，炎症を意味する-itisからきている．それゆえASという名前は，背中のこわばりを導く脊椎の炎症性疾患を表している．それは時々省略して単に脊椎炎と呼ばれるが，この言葉は加齢によって生じる脊椎の変形や消耗と関連した「spondylosis（脊椎症）」という言葉と混同されるべきではない．

1. 歴史や文学におけるAS

　ASは古代から人々を襲っていた．そのような患者の1人は，有名なエジプトファラオのラムセス2世である．ASに関する最初の確実な著述は，アイルランドの内科医バーナード・コナーによるものである（1666～1698）．彼がフランスで医学を学んでいる時，農夫が墓場で見つけた人体骨格を，彼の所に持ち込んできた．彼は著述の中で，「骨は大変まっすぐで緊密につながっていて，靱帯は完全に骨化し，関節が消滅していたので，それらは実際たった1本のつながった骨のようになっていた」と記してい

6　第2章　強直性脊椎炎とは何か

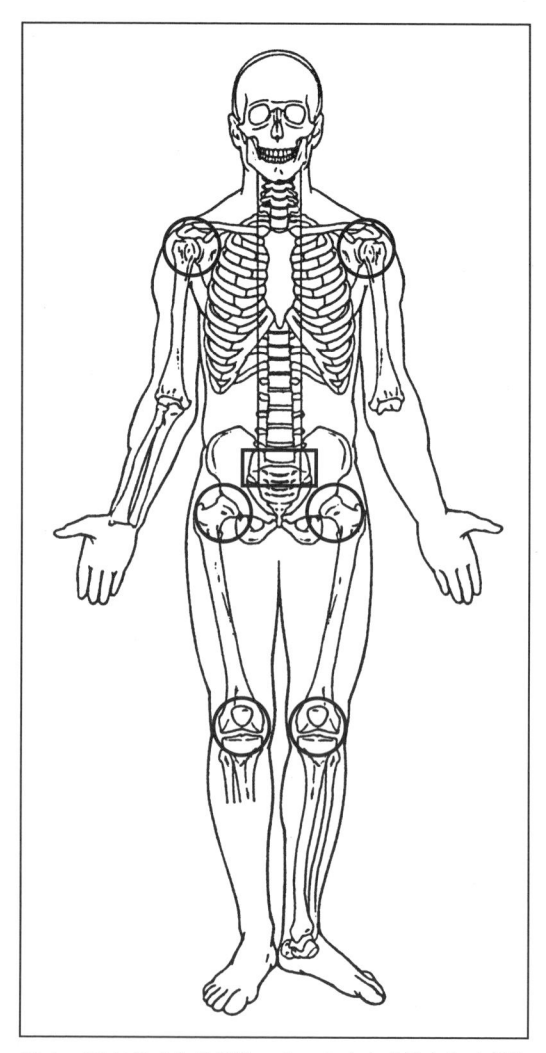

図1　ASに侵される部位。もっともよく侵される部位は，仙腸関節と脊椎で，長方形で囲んであるところ。比較的侵されにくい部位は丸で囲った股関節と肩関節。それより少ない部位として，膝関節。

る（図2）。

　この病気に関する最初の臨床的記述は，19世紀の後期にさかのぼり，ASに対する医学的関心は，当時ロシアのサンクトペテルブルグにいたウラディミール・フォン・ベヒテレフ（1857〜1927）の，1890年代に出版された一連の論文によって高まった。ASに関するそのほかの臨床報告は，アドルフ・シュトリュンペル（1853〜1926）とピエール・マリー（1853〜1940）によって発表された。1899年にヴァレンティニは，AS患者に関する最初のX線検査を公表し，1934年にはクレブスが仙腸関節の特徴的な閉鎖について述べている。

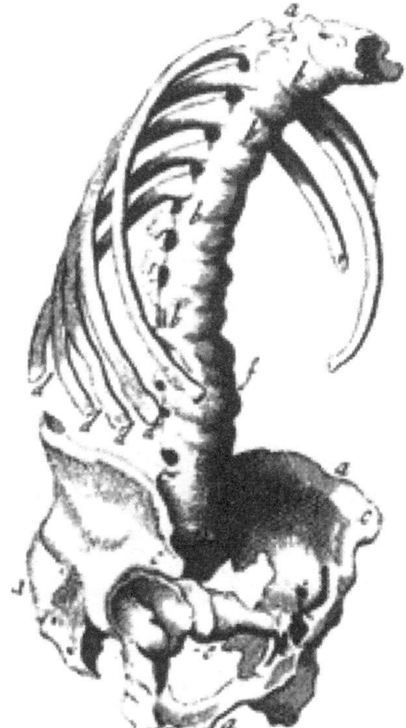

図2　バーナード・コナーによって最初に描写された最終段階まで進んだASの人体骨格。

症状が進行した患者においては，ASはすぐにわかる疾患であるが，文学の中には滅多に出てこない。ユードラ・ウェルティが，1938年から1939年のサザンレビューで発表した"石化した男（The Petrified Man）"という短編小説の中で，ASについて触れている。

2. 専門用語

何年もの間，ASは以下を含むたくさんの異なった名前で知られていた。
・強直性脊椎炎　spondylitis ankylosans（ラテン語表記）
・強直形成性脊椎関節炎　spondylarthritis ankylopoetica
・ベヒテレフ疾患（ベヒテレフ病）
・シュトリュンペル・マリー・ベヒテレフ疾患
・マリー・シュトリュンペル脊椎炎
・ポーカー背

20世紀前半においてASは，単に関節リウマチの一種と誤解されていたために，特にアメリカ合衆国において「リウマトイド脊椎炎」というように誤って呼ばれていた。

3. 脊椎の構造

脊椎は1つ1つ積み重なった24の椎骨からできていて，さらに強靭な靱帯と100以上の関節で補強されている（図3）。それは3つの中心的部分に分けられる。
・脊椎の上方の部分で，7つの椎骨からできている（頸椎）。
・脊椎の中間部分で，12の椎骨からできている（胸椎）。
・脊椎の下方の部分で，5つの椎骨からできている（腰椎）。

これらはそれぞれの部位がゆったりと弯曲していて，頸椎が脊椎の中では一番よく可動する部分である。胸壁を形成する片側に12個ある肋骨は，肋椎関節と肋横突関節と呼ばれる関節によって，胸椎につながっている。また肋骨肋軟骨連結により，前の胸壁の胸骨につながっている。

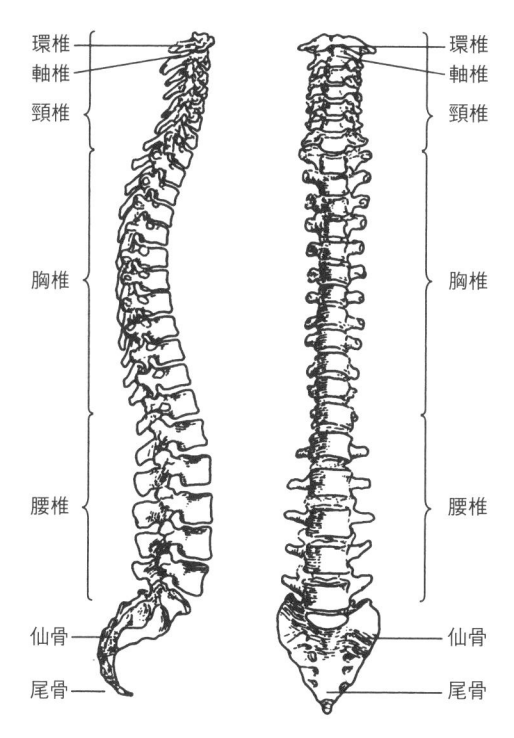

図3　脊柱（The vertebral column）

4. 仙腸関節とは何か

　腰椎の一番下の椎骨（すなわち5番め）は，骨盤のうしろを形づくる骨に乗っかっている。この骨は仙骨と呼ばれ，円形の骨盤において要石（キーストーン）のようである。それは仙腸関節と呼ばれる関節と強靱な靱帯によって，腸骨と呼ばれる骨盤の部分につながっている（図4）。骨盤の前の部分（図4には描かれていない）は恥骨と呼ばれ，両側から恥骨の部分は恥骨関節（恥骨結合）と呼ばれる真ん中の関節を形成している。座る時に体重を支える骨盤の一番下の部分は，殿筋粗面と呼ばれている。両側に1つずつあり，殿部によって衝撃を和らげている。

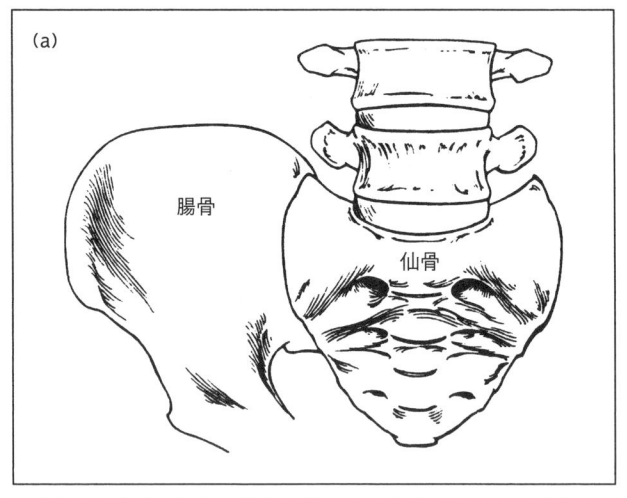

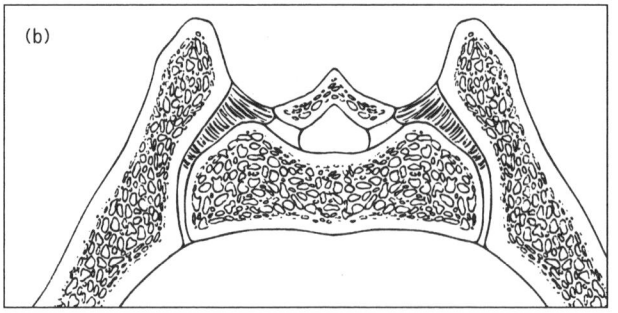

図4 仙腸関節。(a) 仙骨と腸骨を線で分けることで記された右の仙腸関節。(b) 左右仙腸関節の水平断面図。図の下方が人体の前方である。

5. 家族歴

　ASはまさに家系の中で伝わる傾向があり，研究によって遺伝的な素因があることがわかっている。本書（16章）で詳しく述べるが，この事実が明確に確立されたのは，研究者によりHLA-B27という遺伝子マーカーが，ASと重要な関連があることを発見された1973年のことである。HLA-B27は，合衆国の白人人口の8％にみられるが，AS患者においては，90％以上にみられる。この遺伝子の保有率は，人種によって大きく異な

り，そのことについても16章で述べる。HLA-B27を持っていること自体がASになるということを意味する訳ではない。単に可能性が増すというだけにすぎない。最近の研究では，ASの要因となり得る他の遺伝子の特定や，病気の活性物質，または病気の引き金になる感染症などに焦点が当てられている。

6. 治療の進歩

　ASの薬物治療における最初の飛躍的進歩は，非ステロイド性抗炎症薬（NSAIDs），特に20世紀中ごろに登場したフェニルブタゾンの利用が初めて可能になってからである。その後フェニルブタゾンよりも安全なNSAIDsが，数多く発見されたが，ASの痛みや炎症を和らげるために，より効果的な薬はみつかっていない。NSAIDsや，従来の治療法では十分な効果が得られなかったAS患者に対して，新しい効果が期待できるのはTNF阻害療法である（6章参照）。

第3章 初期症状

　ASの特徴的な症状は，仙腸関節炎，すなわち仙腸関節の炎症である。仙腸関節炎の痛みは，特定の部位というよりは，放散する重い痛みであり，殿部深くに感じられることが多い。初めのうちは断続的とか片側だけ，あるいは両側交互の痛みであるが，一般的には2，3ヵ月以内に連続した両側の慢性痛となる。徐々に炎症が脊椎の下の部分（腰椎）に広がるにつれ，その部分がこわばり，痛むようになる。数ヵ月あるいは数年後には，背中の痛みは肩甲骨の間，さらには首など脊椎の上部にまで広がる。これらの初期症状は思春期後期，あるいは青年期に始まることが多い。

　AS患者のほとんどは，背中の痛みやこわばりが連続的になり，不自由を感じるようになって初めて医療の助けを求める。彼らの特徴的な症状は，明らかな理由がないのに徐々に進行する慢性的な腰痛とこわばりである。

　病気の進行は人それぞれであり，これといった問題がほとんどない期間（小康状態）を伴う一時的な背中の痛みだけの人もいれば，また脊椎のこわばりの程度はさまざまだが，徐々に脊椎の動きが制限され，より慢性的な背中の痛みとなる人もいる。しかし，脊椎が完全に癒合してしまうわけではない。患者によっては，この病気が仙腸関節や腰椎だけに限定される場合もある。

　この病気は股関節や肩関節（ガードル関節と呼ばれる），あるいは末梢の膝，足首，肘などの四肢の関節にも現れることもある。実際，最初の症状は背中の痛みではなく，ガードル関節や四肢関節の痛みで始まることもある。背中の痛みがない場合，ASは他のリウマチ性疾患と区別するのが難しい場合がある。しかし，典型的な背中の症状のある患者は一般的にその後進行する。

　患者が最初に医師を訪れた痛みの部位は，後にはそれがASと関連のあ

る部位の炎症とわかることが多い。たとえば患者には急性の眼の炎症（急性虹彩炎）や，腸の炎症（クローン病や潰瘍性大腸炎のような炎症性腸疾患）があるかもしれない。AS患者の多くは，症状としては気づかれない腸の炎症を抱えていることがある。この部分に関しては15章でもっと詳しく述べる。

1. 初期診断の決め手

　誰でも背中に痛みを訴えることはよくある。早めに医師を訪れる不快感や不調の原因としては，単なる風邪に次いで多い。背部痛は45歳以下の一時的な障害では一番よくある理由であり，アメリカ人の80％におよぶ人々が，50歳までに少なくとも1回はなんらかの腰のトラブルを抱えることになる。

　いわゆる「特別ではない」背中の痛みを訴えるほとんどの人々は，6ヵ月以内に特に医学的な治療や介入がなくてもよくなってしまう。そのような背中の痛みを訴える人々の中で，ASや関連した脊椎関節炎が原因である比率は少数である。

　AS患者のほとんどは，適切な病歴に基づく徹底した臨床的検査を通して，正しく診断されるか，少なくとも初期の段階では疑いとなる。にもかかわらず，時々診断が遅れたり，誤ったりすることがある。医師はASによる背中の痛みと他の普通の背中の痛みを区別することによって，診断が遅れることを防ぐことができる。

　初期のASによる背中の痛みは，部位を特定するのが難しい鈍い痛みのことが多く，殿部の深いところか，あるいは腰の部分に感じられる。背中の痛みやこわばりは，背中の筋肉のけいれんや圧痛とも関連がある。長時間，体を動かさないでいると，痛みやこわばりが増すことが多い。このため，症状は朝の起床時に悪化している（「朝のこわばり」）ことが特徴的である。夜間に何度も眼を覚ますほど状態が悪いこともある。再び眠りにつく前に2，3分軽い運動をしたり，体を動かしたりすることが必要だと思うこともある。また，翌朝ベッドから起きあがることがかなり辛いということがあるかもしれない。体を動かすことや熱いシャワーは，背中の痛み

14　第3章　初期症状

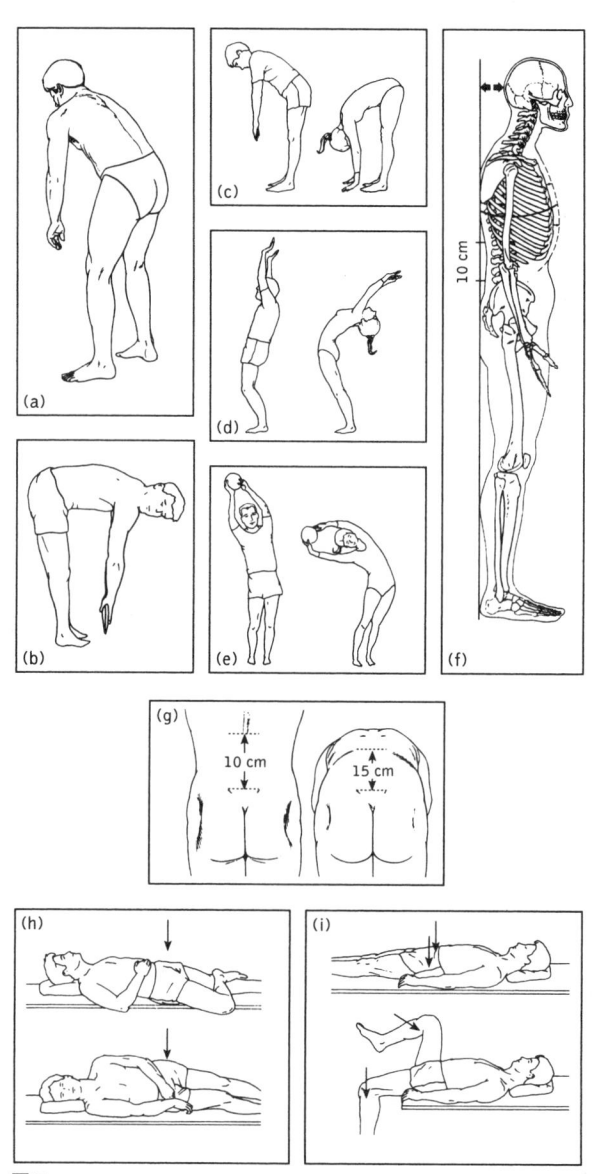

図5

やこわばりを和らげてくれる。また、寒さや湿気にさらされることは症状を悪化させる。時には高度の疲れやすさに悩まされる人もいる。

　背中の症状がなくたいへん軽い人もいれば、単なる背中のこわばり、軽い筋肉痛、背中と骨盤に沿った部位の圧痛に悩まされるだけの人もいる。問題となるのは、時々「結合織炎」あるいは「線維筋痛症」として誤診されてしまうことである。

　徹底した診察によって、医師は仙腸関節炎を探すべきであり（仙腸関節を直接強く押すことによって生じる圧痛や、物理的なストレスを加えることによって生じる痛みに注意を払うことにより）、首の動きを含む脊椎の各方向の動きを測定するべきである（図5）。

　医師は胸の拡張に制限はないかもチェックし、四肢に関節炎の兆候はないか、特に患者の3分の1が侵されることから、股関節と肩関節に可動域の制限はないかも、入念に調べる必要がある。脊椎全体、胸骨、そこに隣接した肋骨やかかとを含む四肢や体幹に、何らかの圧痛はないかを調べるべきである。

　一般的に脊椎をうしろまたは横に曲げる能力（膝を曲げずに）や、脊椎を回旋させる能力は、最初に侵される。初期のAS患者の多くは、股関節がよく動くため、前方にはよく体を曲げることができ、指先で地面に触れることさえできる。しかし、ショーバーテストで、腰椎の動きを注意深く調べると（図5g）、脊椎を前方に曲げる柔軟性がなくなっていることが多い。

　ASの診断には、X線撮影や他の原因を除外するための検査も含まれる。これらについては14章でもっと詳しく述べる。

第4章　病気の経過

　AS患者は，皆同じような経過をたどるわけではない。同じ家族内の患者であったとしても，結果はまったく同じというわけではない。ごく初期の場合には症状が現れたり，現れなかったりするかもしれないが，ほとんどの患者は最終的にはより持続的になる。さらに，腰の痛みとこわばりは，ついにはそこにとどまり，背中の上の部分や首の痛みやこわばりも現れてくる。したがって，よい姿勢を保つこと，背骨が曲がらないようにすることが大切になってくる。早期に診断がなされ，勧められた治療を受けることができれば，最新の医療が患者を助けてくれるはずである。機能障害は最初の10年間に起こることが多い。「末梢関節炎（股関節や肩関節を含む）」の発症や，「竹様脊椎（bamboo spine）」への進行は関連している。ASの過程については15章で詳しく述べる。

　ASの症状のほとんどは，腰椎，仙腸関節から始まるが，大部分は首，背中の上部にも起こり，肩，股関節，足部にも関節炎が現れる。背中の痛みやこわばりの前に，さまざまな症状が現れる場合もある。たとえば眼の炎症（急性虹彩炎）（15章参照）である。眼の専門家（眼科医）は，この種の炎症を起こしている患者には，ASあるいはそれに関連した病気が根底にある可能性を常に疑うことが必要である。肺気腫，脊椎側弯症といったような明らかな原因がないのに，脊椎の動きに制限があり，胸の拡張制限がみられる場合には，医師はASの可能性を考えるべきであろう。

1. 男性と女性におけるAS

　2, 3年前までは，ASは女性よりも男性にかなり多いと考えられていた。今ではしばしば女性もこの病気に罹るということがわかっているが，男性

患者に比べて症状が軽く,容易に気づかれないケースもある。以前は女性患者の場合 AS の診断がされず,見逃されてきた。たとえば 1960 年頃のドイツにおいては,AS と診断された患者の内のたった 10 % が女性であったが,その比率が次第に増えていき,1990 年以降は診断された患者の 46 % に達した。

女性患者に対する非常に長い診断の遅れもあるが,幸いなことにこの遅れは減少してきている。たとえば,1950 年代のドイツでは,女性に対する診断の遅れは平均して 15 年あったが,1975 ～ 1979 年までには 7.5 年と短くなってきている。AS の発症平均年齢については,男性と女性において明らかな違いはないが,脊椎の癒合(強直)は男性より女性の方がゆっくりと進行するようだ。女性の場合,首や末梢関節の罹患が主症状であるかもしれないし,結合織炎(線維筋痛症)や初期の関節リウマチに似た症状が現れることもある。日常生活動作*を調査した結果を分析してみると,機能的な結果については,男性も女性もあまり変わりがないが,痛みや薬物治療の必要性という点においては,AS の女性のほうが男性よりかなり悪い傾向にある。女性においては脊椎癒合のプロセスがゆっくりで,比較的不完全なために,完全な脊椎強直の結果として痛みが和らぐまでに,より長い時間がかかるということを意味するのかもしれない。

2. 高齢者における AS

45 歳以降に AS を発症するケースはまれである。しかし高齢者の中には AS と診断される人がたくさんいる。おそらくそのような人は,長年の間たいへん症状が軽かったためであろう。時々彼らの背中の痛みは,炎症というよりはむしろ,骨粗鬆症やそれに関連した骨折が原因の背部痛である場合がある。高齢者の骨粗鬆症と AS については,9 章で詳しく述べる。

3. 小児期における AS

小児期,すなわち 16 歳までに発症する AS(若年性 AS)では,最初に

---

*日常生活動作。原文では activities of daily living と表現されている。通常の生活における四肢や体幹の動作能力をいう。

医師を訪れる理由は，膝の痛みであることが多い。時々股関節，足関節，足部の関節炎が，最初の症状であることもある。また初期症状として，気分が優れない，食欲がない，あるいは微熱といったような軽い体の不調を訴えることもある。このような症状は，比較的開発途上国に多くみられる。

　付着部炎があるため，背部，骨盤，仙腸関節，胸部の縁に圧痛をみることがある（15章参照）。子どもの場合は膝の皿の2.5cmぐらい下にある膝の前の出っ張った部分（脛骨結節）に痛みや圧痛を訴えたり，かかとが腫れたり，圧痛がみられたりする（アキレス腱炎や足底腱膜炎による）（図18参照）。

4. 脊椎関節炎

　ASは脊椎やその他の関節を侵す病気の仲間に属し，臨床的には多くの重複した特徴を持っている。この病気の仲間は脊椎関節炎と呼ばれ，それについては17章でもっと詳しく述べる。

第5章　運動と理学療法

　ASの治療を長期にわたり成功させるためには，基本的に規則的な運動が大切である。運動をすることで，姿勢，胸の拡張，背骨の動きを保ち促進することができるし，健康状態を良くし，体の変形を防いだり，最小限にすることができる。娯楽的な運動は，痛みやこわばりを軽減し，背中の運動は，痛みを和らげ機能を促進する。娯楽的な運動を1日に少なくとも30分行い，1週間に少なくとも5日背中の運動をすれば，健康状態を良好に保つことができるだろう。スポーツと娯楽活動については11章で詳しく述べる。

　正式な理学療法は，特に正しい姿勢，適当な運動，娯楽的な運動，規則的な運動プログラムを維持する必要性についての情報源として役に立つ。これらのことを理学療法士から学ぶために，リハビリテーション科で少なくとも2回の講座を受けることをお勧めする。理学療法士によって，1年に1回はそれらの運動がまだ適切に行われているか検査することができるし，姿勢は良くなっているか，悪くなっているか，関節や背骨の可動域などについても記録を付けておく。

　伸ばしたり強化したりの運動プログラムは，筋肉を強化することや，背骨を動かしたりまっすぐに保つこと，特に股関節や肩関節など，一定の関節の可動域を良好に保つために必要である。穏やかなストレッチ運動は，こわばりを和らげ姿勢の変形を防ぎ，筋肉の強化運動は，正しい姿勢を保つ手助けとなる。股関節に無理のかからないストレッチ運動によって，可動域が増し，そのため機能や姿勢が促進される。

　ほとんどのAS患者は朝は非常にこわばりが強いので，運動をする前に温かいお風呂に入ると苦痛が和らぐ傾向があるが，朝は運動がしにくいことが多い。したがって，1日の中で一番調子がよい時間帯を選ぶとよいだ

ろう。

　スイス製の大きな運動療法用ボールを使用することや，水中療法を含む集団での運動講座は，楽しくしかも非常に有効である。ヨーロッパの国々では，AS患者のために専門的に指導された理学療法や水中運動のグループ講座が，AS患者の組織によって運営されている。無作為抽出による調査によれば，病気についての教育を並行して行った理学療法は，AS患者の治療に対して非常に効果があり，グループによる理学療法は個人的な療法に比べて，費用の面でも効果的である。

　運動療法は，背骨の動きや合併症の程度などを考えて，個人に合わせたものが必要であり，患者は1日に1，2回それを日課として実行するべきである。すべてができなくても，その中のいくつかは毎日行うことが大切である。毎日の運動に裏打ちされた包括的な管理プログラムに従うことによって，ほとんどの患者は背骨の十分な動きを維持することができ，生産的な人生を送り続けることができる。最善の治療をしても，背骨の硬直が進む患者もいるが，垂直の状態で背骨が固まるならば，機能を保つことが可能である。

1. 水泳

　水泳はすべての筋肉を優しく使うことができるし，とてもリラックスできるため，それが好きな人にとっては，理想的な運動である。それは体力全般を強化し，肺活量を増やす有酸素運動を促す。温かいプールや高温のプールも快適である。温水プールや温泉は，痛みやこわばりをほぐし，痛みで運動ができないときでさえも，運動を可能にしてくれる。水中の衝撃の少ない運動（水泳や水中エアロビクス）やエクササイザー（固定静止自転車）をこぐ運動は，運動能力，筋肉の強化，可動域を向上させる手助けとなる。

　規則的に自由形の水泳をすることは，AS患者にとって良い運動の1つと考えられているが，首が固くなってしまっている患者にとっては，自由形で泳ぐことは難しいであろう。もしプールが深い場合は，危険の無いように見てくれる人を頼むとか，あるいはプールの端近くに限って泳ぐとか，

シュノーケルを使うことが役に立つ。肺活量に制限のある人は、うっかりシュノーケルの管に水が入ってしまった場合、上手に水をはき出すことができないかもしれないので、この予防策は必要である。濡れたプールサイドでは、くれぐれも滑らないよう気をつけなければならないし、潜水はしない方が賢明である。

2. 熱の応用

　温かいシャワーや局所を暖めることは、緊張をほぐし、固くなった筋肉を無理なく伸ばすのに役立つ。しかし一時に15分以上同じ箇所を暖めるのは良くない。人工関節の部位を暖めることも避ける。温熱パッドの設定は弱か中にし、決して強にしてはならない。体重の重みがかかった部位は血流が悪くなり、やけどの危険が増すので、背中を温めるために、温熱パッドの上に横になってはならない。

3. 背骨の伸展と深呼吸運動

　顔を床に伏せ、腕を肩の幅で後方に伸ばし、それから胸、肩、腕、頭をできるだけ高く上げることによって、背骨を伸ばす運動ができる（図6）。この状態で約5秒間体を保ち、それから力を抜く。この運動を約20回繰り返す。

　胸を拡張する運動は、仰向けになり、頭の後ろで手を組んで深呼吸をしながら、肘を外側に広げる。息を止めて10数え、大体10秒かけて息を吐き、力を抜く。この運動を約20回繰り返す。肺や心臓への悪影響を防ぐために、たばこはやめる。

　部屋のコーナーを使って、別々の壁にそれぞれ手を置き、手は肩の高さにして腕立て伏せをすることで、背骨を伸ばし、胸を広げる運動が同時にできる。それからかかとを床に着けながら、頭、首、背骨を十分に張り、膝を十分に伸ばしながらコーナーに向かって前方に傾くよう肘を曲げる（図7）。この動作をしながら深く吸い込む。10数えたら、垂直の位置に戻りながら息を吐き出す。この運動を20回ぐらい繰り返し、可能なら日に

図6

図7

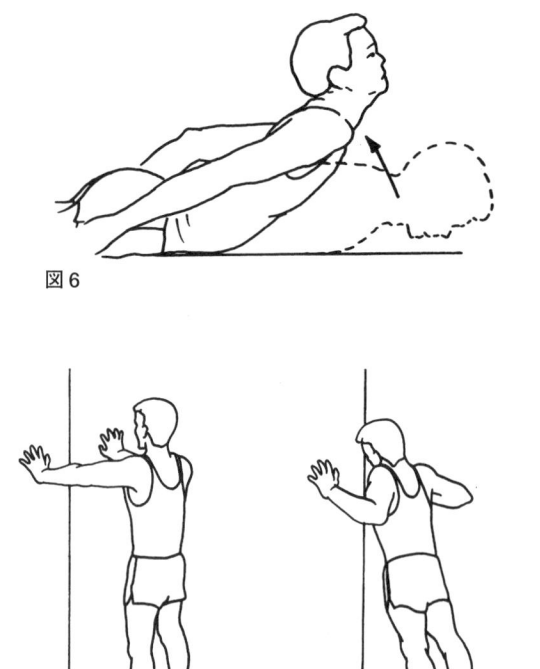

3回まで行う。

4. 筋肉強化とストレッチ運動

　背中と股関節の伸筋を強化する運動は，水中でも陸上でも可能である。股関節と肩関節の機能的な可動域*を確保するように努力すべきである。股関節の動きがいちじるしく失われると，脊椎の癒合以上に体が不自由になる。罹患関節を毎日伸ばすような一定の運動は，背中，股関節，肩，または他の罹患関節の動きを促進するために必要である（図6～図13）。身体の運動は，関節が固まるのを防ぎ，筋力を活性化させ，筋肉が消耗したり弱くなるのを防ぐために必要である。

*各関節は生理的にそれぞれ決まった方向への運動ができる。その運動範囲を可動域という。通常，可動域を測定するには角度計を用いる。バーを固定軸の骨軸と移動軸の骨軸に合わせて角度を測定する。

4. 筋肉強化とストレッチ運動　23

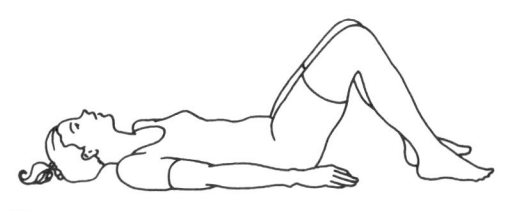

図 8a

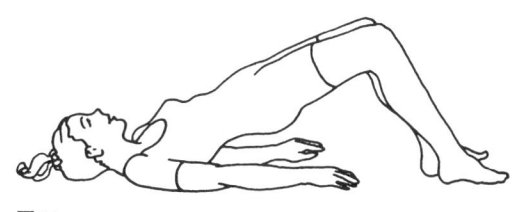

図 8b

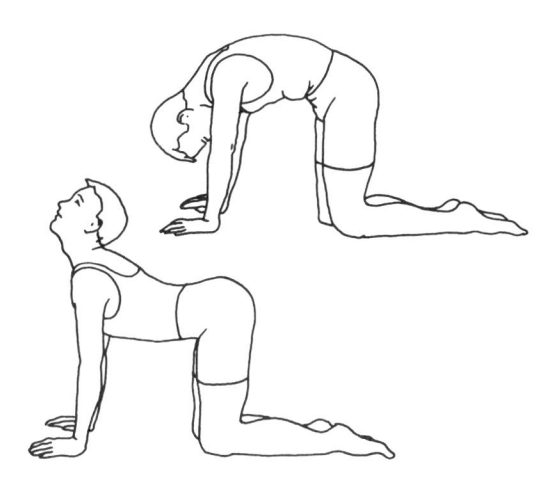

図 9a

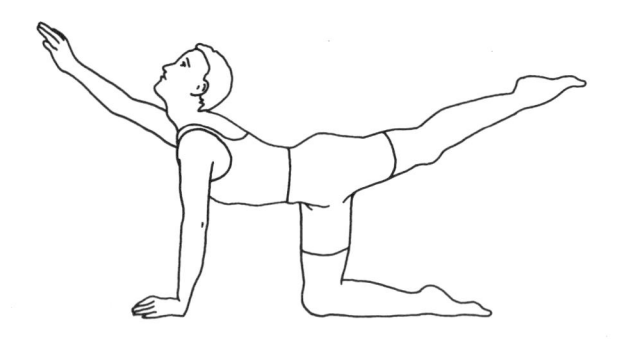

図 9b

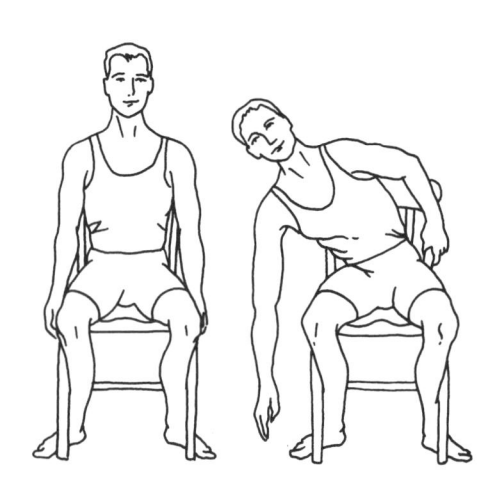

図 10a

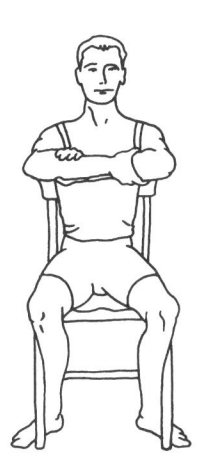

図 10b

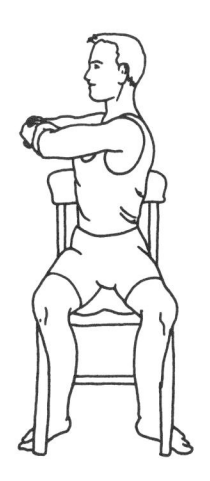

図 10c

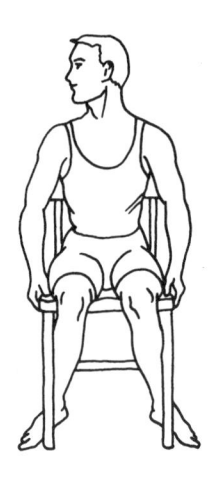

図10d

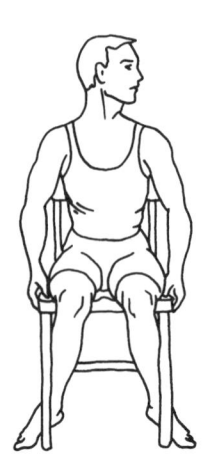

図10e

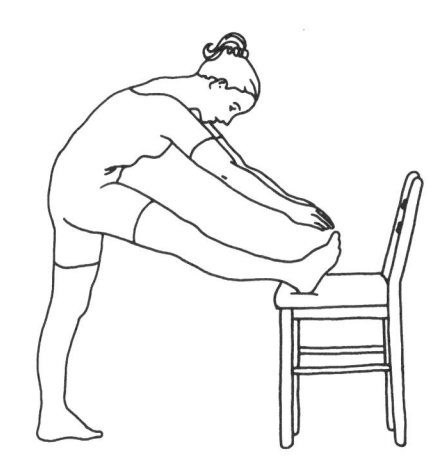

図11a

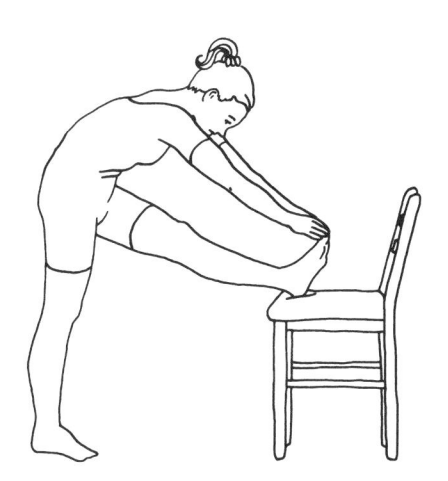

図11b

28　第 5 章　運動と理学療法

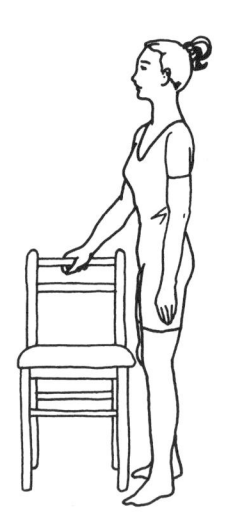

図 12a

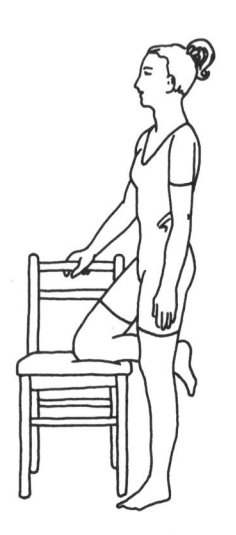

図 12b

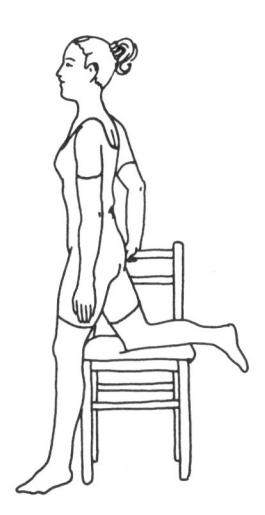

図 12c

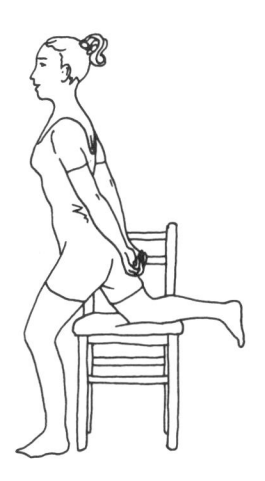

図 12d

30　第5章　運動と理学療法

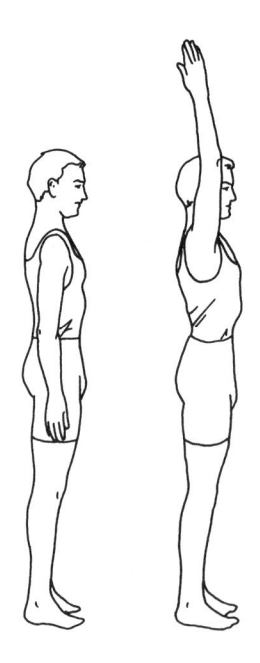

図13a

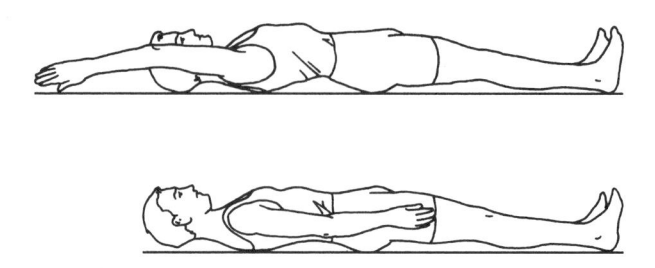

図13b

第6章　薬物療法

　ASは慢性疾患であり，現在のところ予防法あるいは治癒させる方法はまだない。特別な食事療法もないし，また特定の食物が，AS発症の引き金や，病状の悪化に関係があるという確かな科学的根拠もない。新鮮な果物を豊富に取り，カルシウムやビタミンなどの栄養が多い，バランスのよい食事や，たばこ，アルコール，薬物中毒から離れた健康的な生活様式が重要である。

　病状の深刻さや関節への罹患の程度は，人によって大きく異なる。初期の正確な診断と適切な治療が，痛みと身体障害の年月を最小限にしてくれる。症状をうまくコントロールすることにより，脊椎の変形を最小限にし，脊椎や関節の動きが失われる進度をしばしば遅らせることができるようになる。しかし，すべての人が初期の診断や適切な医学的管理を受けられるわけではないし，勧められた適切な治療を続けない人もいる。そのような場合は，姿勢や動きが永久に損なわれる可能性が高くなるだろう。

　痛みやこわばりを軽減し，まっすぐな姿勢を保ち，動きを確保することなどの治療の目標は，患者が積極的に関わることによってのみ得られるものである。治療を続けること，正しい医学的管理，その後の検査は重要である。ASを患う人には，診察に十分な時間を取り，医療と精神的な支援を提供し，患者の苦痛に理解を示し，患者に接する態度が良く，親切で，愛情深く，思いやりに溢れた医師が必要である。ASは慢性的な（長く続く）疾患であり，患者と医療従事者とが良い関係を保つことは，患者自身の利益につながるからである。

1. 薬物療法にはどんな効果があるか

　何種類かの薬が AS の治療に使われている。それらは病気自体を治すわけではないが，痛みを最小限に抑え，動きや機能を保つのに役立つ。以下に記述した情報はガイドラインのみである。患者は医師かあるいは薬剤師に，処方された薬をどのように，またいつ飲むのか，あるいは可能性がある副作用について質問するとよい。

(NSAIDs)

　アスピリン以外の非ステロイド性抗炎症薬（NSAIDs）は，痛みを軽減し，炎症を抑えるのに十分な用量で，最も頻繁に使われる。薬は処方されたように使用しなければならない。医師は病気の活動期には，抗炎症薬である NSAIDs を十分な用量を内服するよう強調する必要がある。さもなければ，患者はその薬の重要性を理解できないかもしれないし，ほんの時々痛みを和らげる役割（鎮痛剤）としてしか，使わないかもしれないからだ。

　現在25種類以上の違った NSAIDs が使用されている（**表1**）。それらすべてが同じように効果的というわけではないし，さまざまな国において AS の適応として薬品規制局で公的に認められているとは限らない。副作用と同様に，効果も人それぞれである。炎症や痛みを最も抑えるものが，医師が最初に試したものとは限らないので，患者にとって，最も効果的な NSAIDs を見つけるために試用期間が必要となる。

　ほとんどの事例において，NSAIDs は痛みやこわばりを完全に軽減するわけではないことを強調することが大切である。すなわち，たとえば痛みの80％が軽減されるならば，十分良い結果といえる。その NSAIDs が有効か否かを判断する前に，2, 3日服用してみる必要がある。初期の NSAIDs の1つとして，フェニルブタゾン（ブタゾリジン）が症状を和らげるのに使われたが，潜在的に骨髄毒性の危険性があり，現在一般的には使われなくなっている。

　通常，NSAIDs は，日に数回服用しなければならないが，長時間持続型のものは，日に1, 2回の服用でよく，患者が正確な用量を取りやすい。この2, 3年の間に，イブプロフェン（モートリン，アドビル，ルフェン，

表1 よく知られているNSAIDs（非ステロイド性抗炎症剤）

一般名	商品名
セレコキシブ	セレブレックス
トリサルチル酸コリンマグネシウム	トリリサイト
ジクロフェナック	ボルタレン，カタフラン
ジクロフェナックナトリウムプラスミソプロストール	アルスロテック
ジフルニサル	ドロビッド
ジサルシド	サルサレイト
エトドラク	ロジン
フルルビプロフェン	アンセイド
イブプロフェン	モートリン
インドメタシン	インドシド，インドシン
ケトプロフェン	オルデス，オルバイル
ケトロラックトロメタンニン	トラドール
メロキシカム	モービック
ナブメトン	レリフェン
ナプロキセン	ナプロシン，ナプレラン
ナプロキセンナトリウム	アナプロックス
オキサプロジン	デイプロ
ピロキシカム	フェルデン
ロフェコキシブ	ビオックス
スリンダク	クリノリル
トルメチン	トレクチン
バルデコキシブ	ベクストラ

注：ここに上げられた商品名は合衆国で使われているもので，世界各国により異なる可能性がある。合衆国で比較的あまり使われない他のNSAIDsとして，フェノプロフェン（ナルフォン），メフェナム酸（ポンステル），メクロフェナメイト（メクロメン）などがある。合衆国で手に入らないNSAIDsにはニメスリデ，テノキシカム，チアプロフェン酸やフェニルブタゾンなどがある。

訳者注：日本でも上記の大部分は使用されている。一般名で挙げるとセレコキシブ，ジクロフェナック，ジフルニサル，エトドラク，フルルビプロフェン，イブプロフェン，インドメタシン，ケトプロフェン，メロキシカム，ナブメトン，ナプロキセン，ナプロキセンナトリウム，オキサプロジン，ピロキシカム，スリンダク，トルメチン，メフェナム酸，テノキシカム，チアプロフェン酸などである。ほとんどは処方箋により投与されている。

エキセドリン，ナプリン），ナプロキセン（アレブ，アナプロックス），ケトプロフェン（アクトロン，オルディス）の3種類のNSAIDsは，合衆国においては店頭で買うことができるようになった*。つまり医師の処方箋なしに買うことができるようになったのである。これらのNSAIDsは，軽い痛みは取ってくれるかもしれないが，AS患者や関連した病気**の患者

＊イブプロフェン，ナプロキセン，ケトプロフェンの3種類の薬剤は日本国内で投与されている。多くは別の商品名であり，医師の処方箋が必要なものが多い。
＊＊他の脊椎関節炎をいう。

は，医師の監視の下で，高度な用量を摂取する必要がある。

　夜間の背部痛やこわばりがかなり楽になれば，もっと安眠できるようになるはずである。アミトリプティリン（エラビル）を少量（夜ごと30mgまで）追加して服用すると効果的かもしれないが，口の渇きとか日中の眠気といった副作用が起きる場合もある。

　NSAIDsは比較的安全な薬だが，最もよくある副作用は胃炎，胸焼け（胃酸が食道に逆流することによる），消化不良，胃潰瘍や十二指腸潰瘍などである。特に60歳以上の場合，潰瘍からの胃腸出血の危険性が高くなる。他の危険要因には，前出の消化性潰瘍が含まれる。適切な服用としては，一度に1種類のみのNSAIDsを摂取することであり，同時に2種類以上のNSAIDsを使用することは，効果が増すのではなく，副作用の危険が増すだけである。

　NSAIDsのほとんどは，食事と一緒に服用する必要があり，胸焼けを避けるために空腹時には内服するべきではない。胸焼けを抑えるのに必要な他の方法として，以下のことがある。

- 食道と胃の間にある括約筋を侵し，食道の内壁を荒らすアルコールを含む食物や飲み物は避ける。
- 食後2時間以内に横になることは避ける。
- 頭を15cmぐらいあげて寝る。
- 喫煙者はたばこをやめる。
- 太りすぎである場合は体重を減らす。

　もし，急性の強い腹痛や胸焼け，嘔吐，下痢，黒いタール状の便があったら，早急に病院に連絡するか，もしくは受診して，適切な処置を求めたほうがよい。

　H2ブロッカーと呼ばれる薬は，胃酸過多，胸焼け，潰瘍による痛みを治療するのに，制酸剤よりもっと効果的である*。これらの薬には，シメ

＊H2ブロッカーのうち，シメチジン，ラニチジン，ファモチジン，ニザチジンなどの薬剤は日本国内で投与されている。商品名はアメリカと同じものもある。安全かつ，十分な治療効果を求めるには医師の診察を受け，処方箋による投薬が必要である。また，プロトンポンプ阻害薬のうち，エソメプラゾールは未発売だが，オメプラゾールとランソプラゾールは処方箋により購入できる。

チジン（タガメット），ラニチジン（ザンタック），ファモチジン（ペプサイド），ニザチジン（アキシド）などが含まれる。プロトンポンプ阻害薬と呼ばれるもう1つのグループは，さらにもっと効果的である。これらの薬にはエソメプラゾール（ネキシウム），オメプラゾール（プリロセック），ランソプラゾール（プレバシド）などが含まれる。

NSAIDsには血小板と呼ばれる血液細胞の機能を損ねるものがある。したがって，打ち身によるあざや切り傷からの出血が起きやすくなる。それらは時々むくみを起こしたり，血圧を若干上昇させたり，高血圧症の治療薬の効果を損ねたりもする。めったにないことだが，腎臓や肝臓の機能に副作用をおよぼすこともある。また，白血球や赤血球の数が少なくなることもあり，他の骨髄抑制の兆候が現れたりすることがある。特にインドメタシンなどのNSAIDsは，頭痛，眠気，あるいは認識機能（意識が朦朧とする感じ）に影響をおよぼすことがあり，特に高齢者に起こりやすい。NSAIDsは通常，妊娠中，あるいは授乳中には服用すべきではない。

2. COX2阻害薬，的を絞ったNSAIDs

シクロオキシゲナーゼ（COX）は，COX1とCOX2という2つの形態で存在する自然発生的な酵素である。COX1は良い酵素と考えられていて，胃や十二指腸の内壁をもともとの状態に保ち，腎臓への血液の流れを正常に保ち，血小板の粘度や凝集を正常化する。COX1が十分に生産されないと，腸の内壁に潰瘍ができやすくなり，出血することがある。さらには腎臓や血小板機能を損ねることもある。COX2はもう1つの異種の酵素で，痛みや炎症において重要な役割を果たしている。その生産は炎症性疾患，感染，外傷などによって刺激される。

従来の非選別のNSAIDsは，COX2と同様にCOX1の生産も抑える働きがあるので，副作用に胸焼けや胃潰瘍などが含まれる。しかし，セレコキシブ（セレブレックス），バルデコキシブ（ベクストラ），ロフェコキシブ（ビオックス）などの3種類のCOX2阻害（COX2に的を絞った）NSAIDsが現在使用可能になった＊。

＊現在，日本ではセレコキシブ，バルデコキシブ，ロフェコキシブのうち，セレコキシブが使用できる。その他，COX2阻害作用の強い薬としてはエトドラク，メロキシカムが使われている。

潰瘍の危険に関する限り，それらは食物と一緒にとっても取らなくてもよく，胃や十二指腸にはかなり安全なため，痛みや炎症の管理という面において新しい指針を示す＊。さらにそれらは血小板機能を損ねることもない。セレコキシブはAS患者で研究されていて，比較に使われたNSAIDsであるケトプロフェンと同様の効果があることがわかっている。

しかしCOX2阻害薬は，従来のNSAIDsほど効果がない上に，それらと同じように，むくみ，血圧の上昇，腎機能を損ねる可能性がある。妊娠中あるいは授乳中の女性は服用すべきではない。

3. スルファサラジン

スルファサラジン（アザルフィジン，サラゾピリン）は，NSAIDsが効かない末梢の関節炎があるAS患者に有効な場合がある。それはいわゆる疾患修飾抗リウマチ薬（DMARDs）の1つであり，単純に疾患修飾薬，あるいは遅効性抗リウマチ薬と言われている。これらの薬は，炎症性の関節炎の進行を遅らせたり，おそらく止めたりするけれども，効果が現れるのに2, 3ヵ月はかかる（そのため，それらは遅効性と言われている）。

スルファサラジンは，食物や牛乳と一緒に服用し，胃の不調を減らすための腸を保護する錠剤として使われる。用量は，最初の週は夕方1日1錠から始め，2週目は1日に2回，3週目には1日3回（朝1錠，夜2錠），それから1日2錠を2回服用する。1日4〜6錠を4〜6ヵ月間，十分な用量服用した後で初めて，それが効くかどうかがわかるだろう。

スルファサラジンは，AS患者の末梢関節炎を抑えるには効果的であるが，純粋な軸性（脊椎の）疼痛や末梢の付着部炎にはあまり効果がない。それはしばしば炎症性腸疾患や乾癬などに効果がみられ，それらの病気と関連があるAS患者には特に効き目がある。しかし患者のおおよそ20％は，吐き気，胃の不調，腹部の膨満感，頭痛，湿疹，口内炎などの副作用のために，治療を続けることができない。まれに，スルファサラジンは肝臓に問題を起こすこともある。また，骨髄の働きを抑制するために，白血球数に異常を生じることがある。そのため，この薬を服用する場合，定期

＊日本人は欧米人に比して胃腸が丈夫とは言い難く，服用に際して，潰瘍の予防は常に必要である。

的に血球数や肝機能を検査しなければならない。

4. メトトレキサート

　NSAIDsやスルファサラジンが効かない重症の末梢関節炎を患うAS患者には，週ごとの経口によるメトトレキサート（リウマトレックス）療法が時々効果的である。メトトレキサートや他の免疫抑制剤は，従来の治療で効き目がない関節リウマチや，乾癬性関節炎のような慢性炎症性関節炎の治療に使われる。これも比較的遅効性の抗リウマチ薬であり，これを服用している人は即効性を期待してはいけない。スルファサラジンと同じように，メトトレキサートは鎮痛剤ではなく，まず最初に痛みを引き起こす原因となっている元々の炎症を治したり，抑えたりすることによって，痛みを和らげるのに役立つだろう。

　ほとんどは十分許容できる程度のものだが，食欲減退，吐き気，下痢，抜け毛，咳，あざなどを引き起こす。乾いた咳，熱，呼吸がしづらいなどの症状が出た場合は，ただちに医師に連絡すべきである。薬を服用する前に，肝臓と血液の検査，肺のX線を取る必要があり，治療は肝臓の検査，血球数で副作用を監視する。メトトレキサートは，肝臓や肺に病気がある人，アルコール中毒患者，血球数に異常のある人，活動期の感染症の人には向いていない。

　メトトレキサートは，一時的に男性や女性における受胎能を減退させることがある。我々が現在言える限りでは，その危険性はたいへん低い。男性においては，理論上精子がダメージを受ける可能性がある。したがって，薬をやめた後6ヵ月間は，赤ちゃんを作ろうと試みることは，待ったほうが賢明である。これによって薬を体内から洗浄することを可能にし，胎児を理論的にもさまざまな危険にさらすことから避けることにもなる。

　メトトレキサートは妊娠中に服用すれば，出生時の欠損を引き起こす可能性がある。1週10mg以上の高用量において，もっとも影響を受けやすい時期は，妊娠6週～8週の間である。女性がメトトレキサートを服用している間は，授乳も避けるべきである。

5. ステロイド

　経口のステロイドは，強力な抗炎症薬であるが，骨粗鬆症（9章で述べる），体重増加，皮膚が薄くなる，白内障，血圧上昇，血糖値の上昇，創の治りが悪い，感染症に罹りやすくなるなどのたくさんの副作用がある。深刻な副作用があるため，ASの筋骨格系での長期にわたる管理では治療的価値はないし，それらは病気の進行を止めるわけでもない。しかしながら，局所的なステロイドの注射は，持続的な関節の炎症や付着部炎を抑えるのにかなり効果がある。仙腸関節への注射の有効性は，最近評価されてきている。

6. 新薬による治療

(TNFを基盤とする治療)

　臨床における研究の結果，さまざまな慢性疾患の患者に対して，腫瘍壊死因子（tumor necrosis factor alpha，略してTNF）と呼ばれる体内にある自然物質の活動を阻止する薬で治療が行われる時，症状を素早くかつ劇的に改善する喜ばしい証拠が現在得られている。

　治療が可能な病気は，従来の治療法が効かない重症の関節リウマチ，若年性特発性関節炎（若年性関節リウマチとも呼ばれる），クローン病を含むその他多くの炎症性疾患などである。

　TNF阻害療法は，従来の治療が効かない重症のAS，乾癬性関節炎，他の脊椎関節炎の患者にたいへん効果的であることが現在わかってきている。しかしながら深刻な副作用がある可能性があり，長期にわたる治療法として安全かどうかも見守られている。

(TNFとは何か)

　TNFとは，特定の炎症細胞によって生み出されるサイトカインである。サイトカインとは，炎症に関わる他の物質の生産を制御することによって，体の免疫反応において重要な働きをしている伝達タンパク質のことである。TNFの働きは，炎症を促進すると共に，細胞を癒し修復する手助け

をすることである。TNFは免疫システムに属する細胞の上にあるTNF受容体と呼ばれる細胞の表面のタンパク質にくっつく。この受容体は効果を発揮するために，TNFを細胞の中に取り込む。細胞がTNFでいっぱいになると，いくつかのTNF受容体を血流の中に送り込む。それら解き放たれたTNF受容体は，血流を巡回している，または組織に存在している過剰なTNFを取り除く。

　この物質が'腫瘍壊死因子'と呼ばれている元々の理由は，実験室の研究において，癌性腫瘍の破壊（壊死）を引き起こすことができたからであった。それが最初に発見された時は，動物において，後に癌患者において癌性腫瘍の破壊を引き起こす能力が試された。しかし腫瘍を縮小させるに十分な用量を投薬すると，癌患者に重症の中毒反応が引き起こされた。

(TNF阻害療法とは何か)
　もし過剰なTNFが生み出されれば，それは健康な組織を傷つけ，中毒性ショックのようなさまざまな慢性疾患を引き起こす可能性がある。研究者が動物実験で中毒反応を防ぐ方法は，過剰なTNFを捕まえることができるおとりのTNF受容体を投与することによってか，TNF阻害抗体で治療するかであった。しかしながらこのようなTNF阻害療法が，中毒性ショックを起こしている患者で試された時，結果は期待はずれに終った。

　TNFは，関節リウマチやASのような多くの慢性炎症性疾患における炎症反応の引き金とも関係がある。この物質を過剰に生み出すように遺伝的に操作された実験動物は，関節炎を引き起こし，TNF阻害抗原をその動物に投与すると，関節炎の進行を食い止めることができる。

　1992年に関節リウマチに罹る20人の患者が，インフリキシマブ（レミケード）と呼ばれるTNF阻害抗体で治療を受けた。インフリキシマブはヒトとネズミのタンパク質を合成することによって造られ，遺伝的に処理された混合分子である。この研究の結果，インフリキシマブの明確な効果の根拠と，相対的な安全性が証明された。さらなる試行によって，今やインフリキシマブは，その治療は治癒には至らないが，重症の関節リウマチやクローン病の新しい治療法としての地位を確立した。インフリキシマブは，今では従来の治療で効果がみられなかった重症のASや，関連した脊

椎関節炎の治療に大きな効果がみられることで知られている。その薬は最初2回の静脈注射を2週間離して行った後，毎月（またはできるなら隔月ごとに）注射するようにする。

　もう1つのエタネルセプト（エンブレル）と呼ばれる遺伝的に処理されたヒト由来の分子も，同じようなTNF阻害効果を持っている。それはIgG1と呼ばれる正常なヒトの血液タンパク質にくっつく正常なヒトのTNF受容体の成分からできている。それは過剰なTNFを妨害し，中和するおとりのTNF受容体として働き，それが細胞の表面のTNF受容体に結びつくのを防ぐ。エタネルセプトは，無菌の白い保存できない粉薬として提供されるので，冷蔵庫で保管しなければならない。それを使用するには滅菌された水に溶かして，週に2回皮下に注射する。

（考えられる副作用）

　インフリキシマブやエタネルセプトは，生物学的反応修飾製剤，略して生物学的製剤と呼ばれる。それらはたいへん素早く作用し，従来の治療法が効かない多くの種類の関節炎の治療に，非常に効果がある。痛みや疲労感といった全身の症状をたいへん素早く解決し，患者にかなり良くなったと実感させる。しかしながら生物学的製剤が最も研究されている病気である関節リウマチ患者の20％には，他の炎症を促進する物質が作用していると考えられ効き目がない。

　TNF阻害治療は多額の費用がかかる上（年間13,000ドルまで），もう1つの心配事はこれらの薬はとても新しいので，可能性がある副作用を調べるためには長期にわたる綿密な調査が必要であるということだ。TNFは炎症を促進し，細胞の修復を助けることによって，感染から体を守るという点で重要な役割をしている。長期にわたるTNF阻害薬療法によって，潜在的に患者を重症な感染症に罹りやすい状態のままにしておくことになる。さらに体の免疫反応を変えるための他の治療法と同様に，TNF阻害治療には長い期間に悪性の病気（癌）を生み出す理論上の可能性がある。医師や患者は，今は知られていない将来の副作用と現在の優位性を注意深く比較考察する必要がある。

＊TNF阻害薬で問題となるのは免疫能の低下のため，感染症を起こしやすいことである。感染症のなかでも結核については特別に注意が必要。日本はかつて結核大国であり，最近，再び，増加傾向がある。結核に対する予防的処置は十分になされるべきである。

（可能性がある他の治療法）

　治りにくいASの治療に効果が期待されている現在研究中の実験的薬物療法に，サリドマイドやパミドロネイトがある。後者は静脈に注射する必要がある。

　ほとんどの医師は現在，脊椎への放射線療法は，ASにおける最新管理においては受け入れられないと考えている。というのは放射線治療を長年受けた後で，癌や骨髄不全といった深刻で致命的ともいえる副作用が起きる可能性があるからだ。しかしながらドイツ語圏の国々では，ほんの弱い放射線を当てるラジウム治療が，NSAIDsが効かない重症のAS患者の治療として，ごくわずかな施設で今なお時々行われている。治療はラドンガスの吸入か，温泉施設での入浴（水にラドンを溶かす），放射性高純度塩化ラジウムを注射するなどの方法をとる。

　筆者はこの分野において経験もないし，幾分長期にわたる安全性が懸念される上，NSAIDsが効かない患者の管理においては，代わりとして効果的で比較的安全な治療法が使えるため，このような治療方法はお勧めしない。

7. 薬の保管

　たとえ瓶に子どものいたずら防止キャップがついていたとしても，これらのキャップは子どものいたずらをすべて防ぐわけではないので，すべての薬は子どもの手の届かないところに保管する。湿気や熱が効果を損ねる可能性があるので，バスルームの戸棚には保管しない。瓶に書かれている使用期限に達したら，薬を捨てる。いかなる薬を買うときも，瓶に書かれた使用期限を確認することが大切だ。

第7章　伝統的ではない（補完あるいは代替）療法

　補完的で代替的な健康管理療法が，最近かなり人気になっている。アメリカ人は関節炎における伝統的ではない治療法や民間療法に，年間10億ドル以上を費やしている。人々はいろいろな従来の関節炎の薬品では，十分な改善がみられないこと，副作用があることなどのさまざまな理由から，このような治療法を用いている。もう1つの理由は，従来の医学的外科的治療の多くには，多額の費用がかかるからである。さらに関節炎の治療は，'奇跡の治療薬'を売りさばくペテン師たちを魅了する。

　従来の薬とは違い，栄養補助食品やハーブの調剤は，アメリカ食品医薬品局（FDA）のような事務局で規制されていない。そのため，人々は，正確な薬の強さ，成分，用量などについて何の確証もなく，安全性や効果においても科学的に有効な根拠など何もないのに，これらの品物をたくさん使用している。さらに補完的薬品を提供している人々は，この療法や処置を処方するための免許や，その他の能力の証明などを持つ必要がない。補完的な薬品の中には高価なものもあり，大抵健康保険でまかなうことはできない。

　補完的で代替的な治療の多くは，「治療がすごく効いた！」という人からの体験談に基づいて行われている。科学的な方法が，体験談の有効性を確立するために適応されるべきである。

　時々人々は伝統的ではない治療法で，プラセボ効果＊（偽薬効果）により，効果を得る。他の場合にも，リウマチ性疾患の多くは，再燃と寛解を自発的に繰り返す病気なので，偶然の一致で回復を経験することがある。補完的薬品がたまたまちょうど病気が寛解状態になり始める時に使われ始

＊プラセボ効果は，偽薬による効果をいう。偽薬は治験薬の効果および安全性を比較検討するために用いられる。色形は治験薬に似ているが，有効成分は含まれていない。しかし，この治験薬を内服したという意識から症状が改善されることがある。

め，薬が病気に対して実際は何の効果もないのに，症状が良くなったと信じ込んでしまうことがよくある。

変形性関節症（骨関節炎）の患者に対するカナダの調査によると，その内の多くの人は，さまざまな補完療法を用いているが，そのことについて医師と相談していたのは，たった30％だけだった。これらの治療には，カイロプラクティック，鍼治療，マッサージ療法，ヨガ，ホメオパシー（同種療法），自然療法，栄養補助食品，マルチビタミンなどが含まれる。その内の4分の3は，何かしらのビタミンを使っていた。

ASのために脊椎の動きに制限がある人は，カイロプラクティックやマッサージなどによる，背中や首に行う手技は危険なので避けるべきである。このような治療が，時々不慮の脊椎骨折や，神経学的合併症を招くことがあるからだ。

1. ダイエット

除去ダイエットは，特定の食品を食べないようにする方法である。ある研究者は，パン，ジャガイモ，ケーキ，パスタなどの摂取を減らすというような低炭水化物ダイエットは，ASの管理において有効である可能性があると示唆している。しかしながらこのダイエットは科学的にはあまり評価されていないし，全般的な効果において，単独で科学的に有効な確証が得られていないので，推薦することはできない。

ビタミンC，E，Aやオメガ3脂肪酸などを含む栄養補助食品は，可能性がある関節炎の治療法として，現在研究中である。グルコサミンやコンドロイチンなどの硫酸化補助食品も，膝の変形性関節症になんらかの有益な効果があるかを調べるための研究が，現在行われている。S-アデノシルメチオニンは，人間の組織で自然に発生する化合物で，変形性関節症に可能性がある治療法として研究されている補助食品である。ヨーロッパでは何年もの間，関節炎やうつ病の処方薬として使われてきたが，アメリカでは1999年3月より処方箋なしで買える補助食品として入手可能となった。

2. ホメオパシー（同種療法）

　ホメオパシーには，植物やミネラルなどの自然物質をきわめて薄く調合したものが使われるが，科学者はその効果については懐疑的である。ヨーロッパアカヤマアリ（Formica rufa）を使ったホメオパシーについての最近の研究では，ASには効果がみられないと結論づけている。

3. 漢方医学

　古代の漢方医学には，薬草（ハーブ），栄養補助食品，瞑想，鍼治療，元気を回復させる身体運動，マッサージなどが含まれる。

　薬草は，アスピリン，モルヒネ，ジギタリスなどのたくさんの伝統的な薬品の基盤となっている。いくつかの補完療法を施している人たちは，ある種の薬草には，抗炎症作用があると信じている。補完あるいは代替薬として現在使われている薬草療法の多くは，西洋でも20世紀初頭まで，主流の医師によって使われてきた。それらの多くは今なお，最新医療やその効果的な治療法が受けられない世界のかなり貧しい地域においては，主流の薬と見なされている。薬草の中には，使用している他の薬剤を妨げる強力で潜在的に有毒な物質を含んでいることもあるので，調剤された薬草を使用する前には，医師に報告するべきである。

　規則的な瞑想の練習は，脳波や心拍をゆっくりさせ，体のストレス反応を減らすことで，深い安らぎとくつろぎの境地にいざない，筋肉の緊張をほぐす手助けをする。

　AS患者でもある医師が，太極拳という伝統的な中国心体リラクゼーション運動体系で，彼の個人的な経験を報告している（Koh, 1982）。

　鍼治療は，人体の2000以上あるつぼを経由する12の中心径路と8つの第2径路（経絡と呼ばれる）を通って体中に流れる均衡のとれた「気」（キと発音される），あるいは「生命エネルギー」という中国の概念に基づいている。それは2000年以上前の中国を起源とする世界でもっとも古い医学的処置の1つである。それは陰（宇宙や人体に否定的なエネルギーや力）と陽（肯定的なエネルギー）の不均衡を取り除くと信じられている。

これは体にバランスを取り戻し，生命エネルギーである「気」の正常な流れが滞らないようにし，心と体の健康を回復させる。

鍼治療は，1971年にニューヨークタイムスの記者であるジェームス・レストンによって，「中国の医師は皮膚の特定の部位に髪の毛ほどの細さの鍼を打つことで，手術後の腹部の痛みをどのように和らげているか」という報道がされてから，アメリカで広く知られるようになった。その働きのメカニズムは明らかにされてはいないが，鍼のつぼを刺激することにより，痛みを和らげるアヘンのような分子（神経伝達物質と神経ホルモン）が脳や脊髄（エンドルフィンシステムを介して）から放出される。同じようなことが，激しい運動をした後にも起きることがある。

鍼治療は，プラセボ効果のために効くという可能性がある。実際の薬ナロゾーン（脳内でエンドルフィンを生み出す細胞を抑える）は，プラセボ（偽薬）の鎮痛剤によって得られる痛みの軽減を元にもどすことができることが示されてきた＊。このことはある場合において，プラセボ効果はエンドルフィンシステムを経由して働くということが言える。中国人は鍼治療が治癒力を刺激し，健康全般を促進する生化学的な変化を導くとも主張する。

国連の健康部門である世界保健機構（WHO）は，鍼治療が使われる不特定の背中や首の痛み，関節炎を含む40以上の症例をあげている。そのほとんどは，治療が非常に効果的であったという人からの体験談を基にしている。鍼治療がある種の関節炎に実際に効果がある可能性があるのか，この体験談の有効性を確立するための科学的研究が進められている。

4. 他の治療法

催眠術もくつろぎを与え，痛みにうまく対処するための手助けとして使われている。ゆったりくつろいだ状態になるもう1つの方法は，生き生きとした楽しい心象風景を思い描く「イメージ誘導法」によるものだ。たとえば，暖かな日に海辺に座っていて，波を見ながら，それが岸辺に打ち寄せる音を聞いている自分自身を思い浮かべるかもしれない。バイオフィー

＊プラセボはエンドルフィンを介して効いていることが考えられる。ナロゾーンはエンドルフィンの産生を抑えるので，その結果，痛みの軽減が得られなくなる。

ドバックと呼ばれる関連した方法は，その人の体温，心拍，呼吸の様子や，他の体の機能を観察するさまざまな機械を使って行われ，観察装置がなくても自然にこれらの効果やリラックスした感情になる方法を学べるようにフィードバックする．

　ホリスティック医学は，身体，心理，感情，精神の状態といった全体的包括的な概念を取り扱う．治療を行う者は，体の特定な部分を治療するのではなく，精神的心理的側面を含む人間全般を基盤とした治療を提案する．彼らは症状を良くするために，食生活，生活様式，身体活動などを変えるよう提言するかもしれない．

　経皮的電気神経刺激（TENS）は，皮膚の上に置かれた電極から神経細胞に電流を流す方法である．この方法もAS患者には何の価値もない．

　蜂と蛇の毒は，蜂の毒にはある種の酵素が含まれ，より多くのステロイドを生み出すよう体に刺激を与えるため，関節リウマチの症状を和らげると主張して代替治療を行う人によって使われてきた．この治療は軽い，あるいは重症な，さらには致命的なアレルギー反応を，虫の毒で起こす人が10％ぐらいいるという点で，危険性をはらんでいる．蛇の毒は有毒であり，関節炎の治療にそれを使う科学的根拠はほとんどない．

　アーユルヴェーダという伝統インド医学体系もまた，ASには何の効果もない．

　民間伝承によると，銅製のブレスレットを着けることは，微量な銅が皮膚から吸収され，組織を傷つける遊離基（フリーラジカル）と呼ばれる有害な分子を中和させると言われている．これらのブレスレットは有害ではないようだが，医療効果において何ら科学的根拠はない．

　磁石の使用は関節の痛みにとって有効な治療法か，また可能性がある副作用について研究が行われている．

　アロマセラピーを施す人は，植物から抽出したオイルや樹脂を，吸入したり，皮膚にすり込むことで，さまざまな病気の治療に役立つと信じている．

　ジメチルスルホキシド（DMSO）は，テレピン油とよく似た工業用の溶剤である．金物店などで売られている工業水準のDMSOは，有毒な汚染物質を含んでいることがある．ある人たちはDMSOやその分解物であ

るメチルスルホニルメタン（MSM）は，皮膚にすり込むと痛みが和らいだり，腫れが引いたりすると信じているが，リウマチ専門医はその使用を勧めない。

とどのつまりAS患者が，これらの補完療法や代替療法の使用を支持することに対して，リウマチ医は厳密な科学的根拠はないことを繰り返し強調することが大切である。

5. 補完療法を検証すること

病弱で絶望的になっている人の，痛みや苦しみを餌食にしている詐欺師が多く存在する。これらの詐欺師は「治療」と称して，疑わしく，時々あからさまに危険な処置を，行ったり約束したりすることがある。さらに金銭的だけではなく，医学的見地からも，効果的な治療法から患者を遠ざけてしまうという点で害を及ぼすことがある。

アメリカ国立補完代替医療センター（NCCAM）は，何らかの補完療法を試そうとする前に，以下の段階を踏むことを勧めている。

・まず最初に医師に相談する。患者が試そうとしている補完療法が，現在の治療を妨げ，患者が持っている他の病気に影響を与える可能性がある。もしすでに何らかの補完療法を行っている場合は，その治療法が現在医師に処方されている薬と影響し合うことが考えられるため，すぐに医師に知らせるべきだ。
・その治療法を勧めている人や補助療法を行う人に，期待できる効果，危険性，値段，治療にかかる期間について質問する。
・治療をする人物の信用性を調べる。またその人物の専門的知識や，治療を勧めるセールスマンについて調べる。店から品物を買うような場合は，地方のあるいは州のビジネスビューローなどで調べる。
・補完あるいは代替治療を試した他の関節炎の患者の証言は，別の人にとっていかに安全で効果的であるかを証明することはできない。
・補完療法についての客観的で科学的な情報を，図書館や信用できるインターネット情報から得る（以下を参照）。

6. インターネットを使うこと

　医師は患者に病気についての良い情報を推奨するべきである。もし正しく情報が与えられ，治療の根拠を理解するならば，患者は治療全般に進んで従うようになるだろう（Brusら，1997）。情報を得るために患者がインターネットに精通することで，患者と医師の関係に悪い影響を及ぼすことはない。たくさんの有益な情報は，インターネットから得ることができる。しかし，患者はその情報を選択する必要があるし，ネットサーフィンしている間にもたらされるすべての情報を信じてはいけない（Suarez-Almazorら，2001）。そこにはたくさんの間違った情報もあり，それらは害にさえなり得る。

　患者はアメリカ国立保健衛生研究所（NIH）やMEDLINE Plus（http://www.medlineplus.gov/）などの信用できる情報源から，客観的で科学的な情報を得ることができる。巻末掲載の付録1も役に立つ情報であり，いくつかのAS団体について詳しく扱っている。

日本ではASについて次の2つのサイトがある。
「血清反応陰性脊椎関節炎」　　http://www.asahi-net.or.jp/~kp4t-nkjm/index.htm
「AS web」　　http://www5b.biglobe.ne.jp/~asweb/

第8章 外科的治療

1. 人工関節置換術（関節形成術）

　人工股関節置換術（THA）は，たいへん良い結果をもたらし，かなりの割合で重症の股関節疾患の部分的あるいは全体的な身体障害を防いでいる。THAを受けようとする人は，全身においても，また歯科的にも健康な状態を保つ必要がある。

　感染は深刻な合併症になり得るが，抗生物質の使用や，他の技術の進歩により，感染の発生は，近年ではいちじるしく減少してきている。手術直後と関節置換後の数年間において，細菌は血液を通して体中を巡り，移植した関節全体に感染するため，関節置換術を受けた最初の2年間がもっとも危機的な時期である。歯科または内視鏡による処置は，一時的に血液中に細菌を循環させる結果となるので，このような処置（たとえば膀胱鏡検査と結腸鏡検査）を受けようとする人工関節を入れた人は，置換した関節に感染する危険を最小限にするために，抗生物質を投与して予防する必要がある*。

(予防法)

　ペニシリンに対してアレルギーのない人は，歯科的処置を受ける1時間前に，経口で2gのアモキシシリンを取るようにする（口から薬を飲めない人は，処置の1時間前に注射で1gのセファゾリン，またはアンピシリン2gを摂取する）。ペニシリンに対してアレルギーのある人は，クリンダマイシン600mgを経口で歯科の処置1時間前に，あるいは経口で飲めな

---

*日本では歯科治療の前に抗生物質の投与を行っている施設は多くはない。薬剤の一般名と商品名をそれぞれ記すと，アモキシシリンはサワシリン，セファゾリンはセファメジン，アンピシリンはビクシリン，エリスロマイシンはエリスロシン，そして，クリンダマイシンはダラシンである。

い人は注射で摂取する。2回目の服用は勧められない。

アメリカ心臓協会では摂取法として，アモキシシリン3gを1時間前に，最初の服用から6時間後に1.5g摂取することを勧めている。ペニシリンに対してアレルギーのある人は，エリスロマイシンを歯の治療1時間前に1g摂取し，最初の服用から6時間後に500mg服用する。クリンダマイシンは代用薬として使われる。

2. 他の外科的処置

脊椎が高度に前方に弯曲すること(脊椎後弯症)は，かつて重症のAS患者にみられたものだったが，初期に正しい診断が下され，適切な治療がされたならば，このような事態は，今ではめったに起こらなくなった。体がたいへん弯曲しているため，まっすぐにみることができなかったり，ほとんど食事ができない人は，重症の脊椎後弯症を外科的に矯正することができる。しかしながらこの外科手術は，比較的麻痺の危険性が高い。もし手術の危険性があまりにも高いならば，歩く時，前が見えるように，特殊なプリズム眼鏡を使用することもできるが，それは使いやすいものではない。脊椎骨折を安定化させるために，脊椎の手術が必要になることもある。

高度の心臓弁膜症や高度徐脈というような心臓の合併症には，弁形成術や心臓ペースメーカーの手術が必要である。肺の上部(尖端)にできる瘢痕(線維症)や腔(嚢胞)は，治療が難しいASのまれな合併症であり，時々外科的に組織を取り除くことが必要になる。

3. AS患者における麻酔

麻酔科医は外科手術の時，全身麻酔をかけるが，その際，気道を確保するために気管に呼吸用のチューブを通すことが多い。AS患者ではその処置が困難である場合がある。脊椎が固まってしまい，首が前方に曲がっていて，口を開くことに制限があるような人にとっては，手術の際に気道確保が困難になる可能性がある。光ファイバー喉頭鏡と呼ばれる器具は，気管に呼吸用のチューブを入れるのに役立つが，極端な首の変形をきたして

いる患者には，気管切開術が必要である。胸壁の動きが高度に制限されているため，手術後の肺の合併症もしばしばみられる。

腰椎の麻酔や他の硬膜外麻酔などのような全身麻酔に代わるものは，外科的手術には可能である（たとえば股関節置換術など）。しかし脊椎麻酔のための腰椎穿刺は，腰椎が癒合してしまっているAS患者の場合は難しいことが多い。

医療従事者はASにおけるすべての制限を熟知しているなどと高を括ってはいけない。手術をする前に，患者はあらゆる心配ごとや懸念について外科医と話し合い，麻酔科医とは手術前に立ち会い，診察を設定するべきである。麻酔科医は患者の制限を理解するために，事前によく診察しなければならないし，患者が抱えている心配の種を和らげる必要もある。このことは患者が手術室に連れて行かれる前に，また，頭がぼんやりとしてしまう麻酔の前投薬がされる前に，病室で行われることが好ましい。

第9章　後に現れる症状

1. 骨粗鬆症

　骨粗鬆症は加齢に伴って増加し，したがって一般の人にも普通にみられる症状であるが，この章の後半でも述べるが，AS患者にとっては特別な問題を引き起こす。それはもともと予防可能な病気にもかかわらず，アメリカ国民のうち骨粗鬆症にかかっている3000万人（そのうち80％は女性）にとっての大問題となっている。50歳以上の2人に1人の女性が，また8人に1人の男性が，生涯に骨粗鬆症に関連した骨折を引き起こすことになるだろう。

　骨粗鬆症は，脊椎，股関節，手首，肋骨，その他の骨などの骨折の可能性が高くなる骨量の減少によって特徴づけられる。骨がたいへん弱くなり，転倒や突然のストレスによって四肢や脊椎の骨に1ヵ所以上の骨折が起こるまで，何の症状も現れないため，それはしばしば'沈黙の病気'と呼ばれる。脊椎の骨折は圧迫骨折の形を取り，身長が低くなり，背中の痛み，'未亡人のこぶ'と呼ばれる前かがみの姿勢になっていく。

　骨粗鬆症の患者はほとんど高齢の女性であるが，なかには背中の上部にこぶが現れ（胸椎後弯症），脊椎の弯曲が表面的にはまるでASのように見えることがある。

　平均的な女性は，20歳までに全骨格の骨量の98％がつくられ，閉経後の最初の5年間に骨量の20％までが失われる。人生の後期に骨粗鬆症になることを防ぐ一番良い方法は，カルシウムやビタミンDの豊富なバランスによい食事をし，たばこを吸わず，一定の体重を保つ運動をする健康的な生活を送ることによって，幼年期や青年期に強い骨を造ることである。

　骨粗鬆症の重大な危険は，どの人種的背景の人々においても報告されて

いるが，白人とアジア人の間でより顕著であり，65歳を過ぎた白人女性は，アフリカ系アメリカ人の女性より骨折の可能性が2倍高くなる。特殊な骨密度検査により，骨折が起きる前に骨粗鬆症を判定でき，将来の骨折の可能性も予測できる。定期的に行う骨密度測定では，骨が失われる割合を測定することができるし，治療効果を観察することもできる。

　骨粗鬆症は，合衆国において年間140億ドル（さらに増えている）もの推定国家直接支出（病院と老人ホームで）を伴う，年間150万人以上もの人々の骨折の原因となっている。50歳以上の人々で股関節骨折に伴い，その年内に瀕死の状態に陥る人は，平均4人に1人の割合で存在し，そこから生還した人の内，さらに4人に1人がその後長期の治療を必要とする。女性の股関節骨折の危険性は，乳癌，子宮癌，卵巣癌になる危険性を合計したものと等しい。

　骨粗鬆症は，しばしば高齢者あるいは閉経を過ぎた女性の病気と考えられているが，カルシウム摂取量の少ない食事，特定の薬の慢性的使用（ステロイドなど），女性であること，やせていること，骨格が小さいこと，骨粗鬆症の家族歴があること，活動的でない生活様式，喫煙，アルコールの過度の摂取，転びやすい癖，神経性食欲不振，（男性にとって）テストステロン（ある種の男性ホルモン）のレベルが低いことなど，病気に罹りやすい（危険）要因を持った若い世代の人々にも問題となる。

（骨粗鬆症の薬物療法）

　アレンドロネート（フォッサマック）や，リセドロネート（アクトネル）のようなビスフォスフォネート*はたいへん効果があり，カルシトニン（マイアカルシン）を用いた治療より，より広く使われている。食事療法でカルシウムを補う必要がある場合，カルシウムの錠剤が必要となる。

　閉経後の女性にとって，女性ホルモンであるエストロゲンは，骨粗鬆症を防ぎ，進行を遅らせる役目をする。商品名としては，プレマリン（黄体ホルモンを含まない），プレムプロ（黄体ホルモンを含む），エストラタブ（エステル化したエストロゲン）などが含まれる。ラロキシフェン**（エビスタ）はエストロゲンのように骨量の減少を遅らせる選択的エスト

＊日本でもビスフォスフォネートは同様の商品名で投与されている。また，カルシトニンはエルシトニンという商品名で使用されている。
＊＊日本ではラロキシフェンが投与されている。

ロゲン受容体モジュレーター（SERMs）と呼ばれる新しい世代の最初の薬である。また，この薬は乳房や子宮に対するエストロゲンような副作用は少ない。したがって，ラロキシフェンは，乳癌や子宮癌の危険性が高い女性にとっての選択肢になり得る。しかしエストロゲンと同様に，それは血栓や脳溢血の危険性が高くなることに関係がある。

2. AS における脊椎骨折

初期の段階の AS 患者の多くにも，骨粗鬆症が起きることが，最近の研究で指摘されている。病気の後期における運動制限の結果と同様に，AS の初期の段階においては炎症の結果として，骨粗鬆症を発症することがある。進行した AS においては，脊椎の骨量は少なくなっていることが多い。すなわち骨粗鬆症の症状である。骨癒合による運動制限に伴い，構造的な劣化が起こり，脊椎がもろくなり，たいへん骨折しやすい状態になる。

AS 患者は，一般の人々より脊椎骨折を起こす傾向が 5 倍高くなっている。このような骨折は，比較的小さな外傷がもとで起こり，特に長年 AS を患った結果，脊椎癒合をきたした患者に多くみられる。それらはほとんど首の下部（頸椎）に起き，その最もよくある 2 つの原因は，転倒と交通事故である。

脊椎骨折による痛みは見落とされたり，誤ってもともとある AS の病状が悪化したせいにされることがある。初期に脊椎骨折を知るための一番良い手がかりは，外傷もないのに説明できない鋭い背中の痛みがあることだ。さらにそれは動くことで悪化し，時々局所的な脊椎の圧痛とも関係がある。

骨折の結果として，神経学的な兆候*や症状が現れることがある。骨折の結果，頸椎のずれた骨の端が，脊髄を圧迫して，AS における一番恐ろしい合併症である四肢麻痺（四肢の脱力と麻痺）を引き起こすことがある。骨のずれを伴わない一椎体，あるいは多椎体の脊椎圧迫骨折も起きることがある。

もし患者が脊椎の癒合をきたしているのなら，適当な個人情報カードを携帯することが勧められる。そのカードには首を含め，患者の脊椎が AS

---

*骨折で骨折部がずれることを転位という。ここでは転位した脊椎の骨の端が脊髄を圧迫して脊髄損傷の状態になることを述べている。

で癒合していること，そのため，いかなる転倒や交通事故や比較的些細な外傷の後でさえも，大変骨折しやすいことなどを書いておくとよい。また患者の名前，住所，電話番号，写真（脊椎の変形を示す写真も含む）血液型，服用している薬のリスト，すべてのアレルギー歴，医師との詳しい連絡方法などもその中に含まれる。

身体の外傷や感染がなくても，背中の椎間板に時々炎症（脊椎椎間板炎）が起きることがある。それはほとんどなんの前触れもなく中央の胸椎に発症し，炎症が首に及ぶほど重症なAS患者においては，比較的よくみられる症状である。

3. 神経学的問題

脊椎骨折の結果引き起こされる四肢麻痺や麻痺と同様に，他の神経学的な問題が起きることがある（まれなことではあるが）。たとえば炎症の結果，頭蓋骨と首の接合部である関節が次第に緩くなることがある。このような症状は特発性環軸関節亜脱臼と呼ばれる。

まれに進行したAS患者に，下部の脊髄神経が行き止まる脊椎の下端を覆っている外皮に，だんだんと瘢痕ができることで問題が生じることがある。その結果おこる症候群を，馬尾症候群という（馬尾は馬のしっぽを意味し，最も下の脊髄神経が脊椎を離れる前に，束になって下の方に垂れ下がっているため名付けられた）。症状は，尿漏れ，失禁，直腸の働きが悪くなるための排泄物の垂れ流し，性的機能障害，サドル麻痺（私たちが座る部分の皮膚感覚が失われるためそう呼ばれる），足の痛みや衰弱などがある。

4. 他の問題

NSAIDsを用いた治療や，ASの治療に使われる他の薬によって，特に糖尿病や高血圧のために元々腎臓に病気を抱えた人は，腎臓に機能障害を起こすことがある。特に北アメリカでは今やほとんどめったにみられない合併症であるが，かつてはAS患者の腎機能障害に最もよくみられた原因

として，腎臓のアミロイド症がある。IgA腎症（糸球体腎炎）もめったに起きないが，いくつかの国々で報告されている。

　まれにみられる心臓や肺の合併症については前に述べた（8章，他の外科的処置を参照）。

第10章　典型的な症例

　アダムは26歳の大学生で，最近背中に痛みを感じるようになった。慢性的な腰痛とこわばりを感じるようになった18ヵ月前までは，きわめて健康であった。最初の2, 3ヵ月は殿部に痛みを感じたが，その痛みは腰の部分にも広がり，さらには背中がこわばるようになった。今や彼の背中の痛みとこわばりの症状は，朝ベッドから起きる時と同様に，長時間座っている時や夜間に悪化した。彼の背中の症状は，起床時には調子が悪いが，それから40分ほど経過すると軽減した。また，身体活動とか運動をした後，あるいは熱いシャワーを浴びることでも軽減した。この3ヵ月，アダムは咳をしたり，くしゃみをしたりすると強くなる胸の痛み（肋骨）を自覚していた。

　彼には慢性的な下痢，皮膚疾患，眼の炎症，背中の外傷といった既往歴はなかった。彼の父親は，彼が子どもの時に30歳で交通事故のために亡くなった。父方の叔父は，長年背中や首が硬直していた。

　診察の結果，アダムは腰椎の運動制限と共に，仙腸関節の上，腰椎，前胸壁，右顎関節（側頭下顎関節）に圧痛がみつかった。空気をいっぱいに吸い込んだ時の胸の拡張は正常で，残りの検査もすべて正常であった。

　これらの臨床的所見から，ASの可能性が高いと考えられたため，骨盤のX線写真が指示された。X線写真で両側に仙腸関節炎がみつかり，ASという診断が確定した。

　彼は1日に2回食物と一緒にNSAIDsを飲むよう処方され，活動的にすること，できれば定期的に水泳をすること，また規則的な運動療法に従うよう勧められた。病気は彼に説明され，彼はカウンセリングも受け，ASについての詳しい情報が書かれたパンフレットを受け取った。アダムはコンピューターを上手に使いこなすため，評判の良い自立団体やAS患者組

織のインターネットアドレスも教えてもらった。

　2週間後アダムが再び診察に訪れた時には，彼の症状はすでにかなり良くなっていた。痛み，身体機能，脊椎の動き（胸の拡張も含めて），朝のこわばりの時間，末梢関節炎や付着部炎の有無を評価することは重要な項目である。これらは以後長年にわたって，彼の診療の際続けられる。C反応タンパク（CRP），赤沈（ESR），時折行う筋骨格系の画像検査（骨盤や脊椎のX線上での変化）などは，医師が病気の活動性や重症度を評価したり観察したりするのに役立つだろう。

　アダムはASという病気や可能な治療法についてたくさんの質問をし，すでにいろいろなウェブサイトや他の情報源にもアクセスしている。彼は自分の病気に知的関心を持っているので，勧められた運動プログラムに従い，服薬や今後の計画にもより積極的に従うだろう。

第11章　強直性脊椎炎と共に生きるヒント

　進行したASのために，身体に制限がある場合，日常の仕事を助けてくれるたくさんの道具がある。たとえば歩く時の杖，特別な椅子や机，特別製の靴，靴下やストッキングや靴を履く時に役立つ道具や，背中を掻いたり，背中に石鹸を塗るための道具などである。

1. 転倒を避けること

・常に滑り止めのついた良い靴を履く。
・シャワーやトイレでは手摺りにつかまり，浴室用の椅子や補高便座，夜は足下を照らすライトを使う。
・滑りやすい場所や，たるんだカーペットは避ける。

2. 姿勢

・夜寝る時に良い休息の姿勢を保つために，硬いベッドで寝ることが大切である。股関節や背中が曲がるのを防ぐため，仰向けに寝る習慣が好ましい（図14a）。筋肉や腱が短くなる傾向が増すので，膝の下に枕を入れて寝ることは避ける。
・柔らかいマットレスや，ウォーターベッドは避ける。ベッドがもっと硬くなるように，ちょうどよい板（ベニヤ板や圧縮板で作られた）を，マットレスとベッドの枠の間に入れる。
・できるなら枕の使用は避けるか，首が曲がり過ぎて痛みが生じるのを防ぐために，顔の位置と水平になる位の厚さのものを使う。
・横を向いて寝るのは，できるだけ短時間にする。

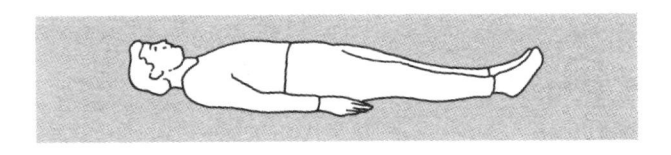

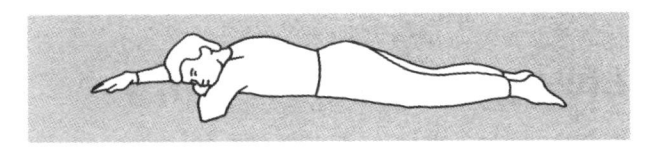

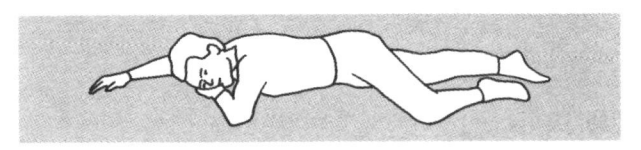

図14 就寝時に勧められる姿勢　(a) 弯曲の傾向に対抗して，仰向けに寝る姿勢。胸椎がすでに曲がってしまっているため，頭が反りすぎてしまうなら，頭の後ろにちょうどいい厚さの小さな枕を入れて，姿勢が楽になるようにするとよい。厚すぎる枕は避けること。(b) うつぶせ（腹部を下にして）も好ましい姿勢である。(c) うつぶせが難しい場合は，代わりに横向き（昏睡体位）の安定した姿勢で寝るとよい。

訳者注）昏睡体位。救急医療の用語。原文では recovering position となっている。意識がない患者，あるいは嘔吐の可能性がある患者には昏睡体位をとらせる。

- 朝起きる前と夜寝る前に，たとえば5分以上（顔を下にして）横になる練習をする（図14b）。または仰向けになり，膝を曲げ，足でベッドを挟むようにして横たわる。
- ASの人はいつもよい姿勢を保つ習慣を身につける必要がある。動くとき，休むとき，仕事のときの適切な姿勢について，指導を受けなければならない。

3. 動く時の姿勢

- 自分がどのように立っているかを意識し，背筋をできるだけまっすぐ伸

ばして，直立した背の高い姿勢を保つようにする。
・前かがみになる傾向は，すべて避ける。
・副子（スプリント），補助具，コルセットなどは，一般的には役に立たないし，勧めることはできない。めったにないことだが，背骨や首の外傷の後などに，何らかの補助具が必要な場合がある。それらはAS患者の管理において，経験豊富な医師が勧める場合に限って使用する。
・医師の忠告に従い，規則的に適切な筋肉強化運動を行う。

4. 仕事の時の姿勢

・自分の習慣的な姿勢や，仕事の時の姿勢について分析し，よい姿勢が保てるような部署に変えてもらう。たとえば傾いた作業面がついた設計用の机（図15）は，普通の事務机より書いたり読んだりすることが楽にできるし，首への負担も少なくてすむ。
・背中や首の筋肉に長時間負担を強いたり，長い間前かがみになったり，曲げたりする身体活動は避ける。
・終わるまでに長い時間がかかる仕事をするときは，交互に立ったり座っ

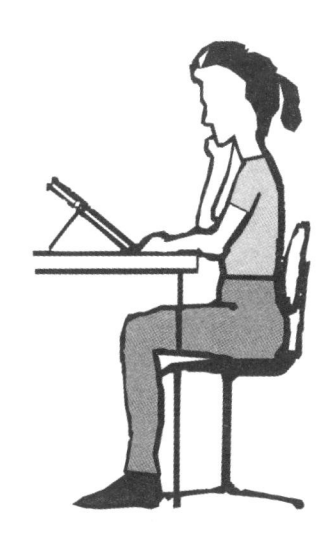

図15

たりの姿勢をとる。
- 座っているときは，よい姿勢を保つように心がけ，特に低く柔らかいソファーやいすに長時間座ることは避ける。
- 日中仕事の合間に休憩を取る時は，2，3分平らに横になることもよいし，背中を伸ばすために部屋のコーナーで腕立て伏せをすることもよい（図7）。時折顔を下にして，うつぶせになるようにする。
- 日課として行う深呼吸や，背骨を動かしたり伸ばしたりする運動は，背骨の癒合を最小限にし，少なくともよりよい姿勢を保つのに役立つ。深呼吸は1日に何度も間をおいて行うとよい。

したがって適度な運動をすると同時に，正しい姿勢で座ること，寝ること，歩くこと，さらには適切な部署で働くことによって，良い姿勢を保ち，胸の拡張を維持することができる。股関節や肩関節はしばしば侵されるので，何らかの症状や運動制限が見られる前からも，これらの関節の可動域を良くしておく。

5. 家族生活

- ASの人は，一般的にはたいへん充実した生産的生活を送っている。病気のために家族生活が妨げられることはほとんどないので，他の人と同様に子どもを育てることができる。
- 受胎能，妊娠，出産はおおむね正常である。
- 妊娠はASの症状にほとんど影響はないが，ある種の薬物療法に関しては，妊娠中，授乳中には制限した方が良いものもある。その時期の薬の使用については，医師に相談するとよい。
- 高度の背部痛，脊椎変形，脊椎の運動制限の結果として，時々家族生活に問題が生じることがある。特に高度の股関節痛や，関節の運動制限を起こしている重症の女性患者の場合がそうである。患者はこれらの問題について，医師とよく話し合う必要がある。股関節病変が高度の患者には，人工股関節置換術が助けになる（8章参照）。
- アメリカ脊椎炎協会から出されている「Straight talk on spondylitis（率

直な脊椎炎の話)」というタイトルの，たいへん役に立つ情報が豊富な出版物は，さらに詳しいアドバイスとしてお勧めできる。家事，服装，身だしなみ，出産，子育てなどについても述べられている。詳しくは付録1を参照。

6. スポーツと娯楽活動

- 背中を反らしたり（伸長），体を回転させたりする運動と同様に，良い姿勢を促すスポーツや娯楽活動は好ましい。たとえばウォーキング，ハイキング，水泳，バドミントン，クロスカントリー，アーチェリーなどである。
- バレーボールやバスケットボール（特別に調整したルールで）は，体を伸ばす運動が組み合わさっているので，ASの人には最適のスポーツである（図16）。しかし，すべての人が衝突する動作に，耐えられるわけではない。
- 頸椎への罹患がある場合には，特に注意して安全指導に従わなければいけない。

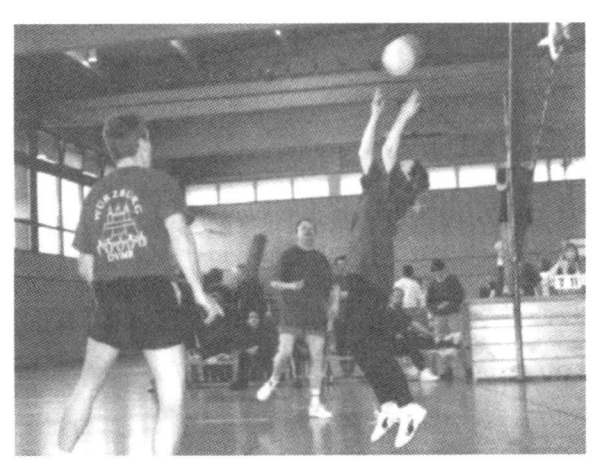

図16 ASの地域団体（ドイツAS協会）で行われているAS向けに変更されたルールによるバレーボールは，体を伸ばす動きが組み合わされていて，AS患者には最適なスポーツである。

- ゴルフ，ボーリング，長距離のサイクリングを含む，背骨を長いこと曲げていなければいけないスポーツは勧められない。
- 体が触れあうスポーツ（ボクシング，ラグビー，アメリカンフットボール，ホッケーなど）や，スキーの滑降も，外傷の危険性が高いので推薦できない。
- エクササイザー（固定静止自転車）をこぐ運動はよいが，自転車をこぐ間，前のめりにならないよう，ハンドルの位置を正しく調整しなければならない。この運動は，全体的に心臓血管の状態を整えること，足の筋肉を鍛えること，股関節や膝関節の運動に特によい。
- 背中，足，肩の伸長を促す機械を使ったエアロビック運動は役に立つが，首に過度の負担のかかるものは避けた方がよい。

7. 車の運転

- 首の動きが損なわれている人にとって，車の運転は困難である。特にうしろをみるために，背中や首をねじることができないため，狭い駐車のスペースに車をバックで入れるのは難しい。
- 車に特別製の広角鏡を取り付けると，たいへん役に立つ。この鏡を上手に使いこなせるように，広々とした所で，前進したりバックしたりする練習をするとよいだろう。特別な状況では小さな手鏡を使うのも，'死角' を避けるために役に立つ。
- 突然の減速や停止で，背骨や首を痛めないようにするために，シートベルトやヘッドレストを活用する。AS患者の固まってしまった首は，普通の人より外傷をしやすいことを念頭におく。ヘッドレストの上部は頭の上部と同じ高さにし，後頭部にできるだけ接近させるように調整する。
- バケットシート（体を包み込むような形の1人掛けの座席）は避ける。
- 身体障害者用の駐車場は，遠くまで歩けない人には適しているが，ASのほとんどの人は使う必要はない。
- もし背骨に痛みやこわばりがあり，長距離を運転することが困難な場合は，1時間か2時間たったら適当な場所に車を止め，車から降りて背すじを伸ばしたり，2，3分間周りを歩く。

・強直性脊椎炎国際連盟（ASIF）は，車を運転する AS 患者のために小冊子を出している。詳しくは付録 1 を参照。

8. 就労や収入を得ることにおける AS の影響

・AS のほとんどの人は，たいへん生産的で活動的な生活様式を続けながら，病気に対して上手に対処できる。
・柔軟な仕事のスケジュールや，患者の要望に適した仕事環境で，仕事を得たり続けたりできるかは，雇用主の寛大さによるところが大きい。もっと詳しい情報を知りたい人は「Straight talk on spondylitis（率直な脊椎炎の話）」の中の'就労を続けること'の章を読んで欲しい。
・仕事の時は，少し姿勢を変えることが役に立つ。たとえば長時間座ったままであったり，立ったままの仕事なら，仕事中の短い休み時間に，背中のストレッチ運動をすると良い。このことについては，雇用主と相談するとよいだろう。
・長い間背中を丸めたり，重いものを持ったりすることは避ける。仕事をする机（台）は，背中が曲がるのを防ぐために適当な高さに調整する。
・窮屈で背中を丸めて働かなければならない場所など，現在の仕事が背中に過度の負担をかけるものなら，転職を考えざるを得ないこともある。指針を提供してもらうために，職業リハビリテーション機関＊を利用することができる。
・AS を発症した成人 100 名を対象にしたノルウェーの研究によると，発病した後，平均 16 年後に，フルタイムの就労を続けていた人は，まさに全体の半数以上であった。仕事を辞めてしまった理由としては，教育の程度が低い場合，女性であること，急性虹彩炎の再発，竹様脊椎，他の付随したリウマチ性疾患以外の合併症の出現などがある。病気を発症してから 20 年以上たった後でも，調査した内の 80％以上の人が，日常的に痛みやこわばりに悩まされ，60％以上の人が，日常的に抗リウマチ薬を服用する必要があった。
・かつて AS の人の中には，とても背中が曲がってしまったために，まっ

＊日本ではこのような役割の仕事はないので，職場の産業医あるいは医療ソーシャルワーカーなどに相談することも助けになる可能性が高い。

すぐに前をみることさえできない人がいた。長年この病気を患った後で、首が前方に曲がってしまったり、背中の上部が弯曲してしまっている人が、現在でもよく見受けられる。他の人と身体的に違った外見であるために、心理面で問題が生じることもあるが、ほとんどの人はこのことを受け入れることができる。
- 曲がった姿勢で完全に背骨が癒合してしまい、胸の拡張が極度に制限される重症の状態では、特に股関節や肩関節の拘縮も伴った場合には、心臓や肺の機能も悪い影響を受けて、脊椎骨折の危険性が極めて高くなるために、寿命が短くなることがある。

9. 健康に関連したQOL

- 健康に関連したQOL（生活の質）は、病気が自身の生活に及ぼしている純粋な影響を、患者がどう自覚しているかによる。患者の症状、身体機能、仕事の能力、心理社会的な機能や交際、治療による副作用、直接的、または間接的な医療費や経費などが通常基準となる。
- AS患者は、痛みやこわばり、脊椎の動きの制限に悩まされているが、ほとんどの人が就労を続けている。ドイツのリウマチ情報センターでの最近の研究によると、AS患者は、もっと重症の関節炎である関節リウマチと、同じ程度の痛みや身体的障害、幸福感の減少をきたしていることが指摘されている。しかしながらこのような情報センターは、より重症の患者をみている傾向があり、この結果はすべてのAS患者に当てはまるものではない。
- AS患者175名を対象にした最近の調査（68％が男性、平均罹病期間23.7年、平均年齢51歳）では、QOLに関する一番よくある悩みごとは、こわばり（90％）、痛み（83％）、疲労感（62％）、よく眠れない（54％）、外見（51％）、薬剤による副作用（41％）、将来に対する不安（50％）などで、社交や気分に関する問題は、この調査を行った患者の中ではほとんどみられなかった。
- AS患者の就労や、身体障害とQOLに関する医学雑誌記事が、最近たくさん掲載されている。巻末の参考文献を参照。

10. うつ症状

　うつ病はASを含め，QOLを損ねる何らかの慢性疼痛性の疾患を持っている人には珍しくない。うつ病はいろいろな原因が根底にある治療可能な病気であり，遺伝的に罹りやすい人もいる。うつ病の症状には以下のものが含まれる。

- 以前は楽しかった活動に，楽しみを感じなくなった
- 悲しさ，むなしさ，やる気が出ない，疲労感，不安といった感情が持続する
- 頼りない，自分には価値がない，罪悪感，絶望感といった感情にしばしば陥り，いらいらしたり，落ち着かない気持ちになる
- 摂食障害（食欲の減退，あるいは過食傾向）
- 睡眠障害（睡眠困難，早く眼覚め過ぎる，寝過ごす，ほとんど眠れない，あるいは逆にあまりに眠りすぎるなど）
- 集中すること，考えること，覚えること，判断することなどが困難
- 時々治療効果がみられない持続する身体症状（たとえば頭痛，腹痛など）
- 自殺で人生を終わらせたいという考え

　もしこれらの症状がみられたら，適切な治療が受けられるように，医師に相談する必要があるだろう。
　うつ病に関する詳しい情報は，国立精神衛生研究所（http://www.nimh.nih.gov）か，アメリカ精神医学協会（http://www.psych.org）から入手することができる。

第12章　ASの管理とその概要

- 現在, ASに対する予防方法や治癒させる方法はみつかっていないが, ほとんどの人は病気をたいへんうまく管理している。早期の正確な診断で, 理にかなった効果的な治療が施されるようになった。
- 副子（スプリント）, 補助具, コルセットなどは, 通常役に立たないので勧められない。
- 特別な食事療法はなく, 何らかの食べ物が病気の引き金や病気の悪化に関係があるなどの根拠はない。
- 女性のAS患者においては, 受胎能, 妊娠, 出産などはおおむね正常である。
- NSAIDsは, ほとんどのAS患者（80％）にとって, 痛みやこわばりを和らげるのにたいへん効果的である。それらは病気の活動期には, 規則的に, かつ炎症を抑えるのに十分治療効果のある用量で使われるべきである。さもなければNSAIDsをほんの時々痛み止めとしてしか使わない人もいるので, 患者はそのことについてよく説明を受けなければならない。
- さまざまなNSAIDsに対する1人1人の効き目は, 副作用と同様に人それぞれである。だから1人1人にあった最適のNSAIDsを探すことが大切である。
- 病気がNSAIDsによって適切に管理されない場合や, NSAIDsが体に合わない場合, 特に末梢の関節炎があったり, 炎症性腸疾患があったり, 乾癬があるような場合には他の薬が必要となる。
- TNFと呼ばれる因子を中和させる新薬はたいへん効果的である。しかし長期間使用後の副作用についてはまだ明らかにされていない。
- 経口のステロイド（コーチゾン）は, 深刻な副作用がある上に, 病気の進行を止めるわけではないので, ASの長期にわたる管理において有益

な効果はない。持続的な関節炎には，局所的にステロイドの注射をすると効果がある。
・規則的な運動は，強直（背中の硬直）や変形を防ぎ，また，それらを最小限にするために基本的に大切である。背骨を伸ばす運動と深呼吸運動は，1日に2，3回日課のようにして行うとよい。
・喫煙は避ける。
・ASの人は背骨をできるだけまっすぐにし，直立して歩くようにする。首が曲がり過ぎて，痛みが生じるのを防ぐために，顔の高さが水平になるぐらいの薄い枕を使って，固いマットレスに寝る。
・長時間前かがみになったり，背中を曲げたりなど，背中の筋肉に長時間ストレスをかける身体活動は避ける。
・正式な理学療法は，正しい姿勢，適当な運動，娯楽的スポーツを学ぶことや，運動プログラムを維持するために役に立つ。温水での運動（水治療法）を含む集団運動療法は，たいへん効果的である。
・定期的に自由形で泳ぐことは，ASの人にとって一番よい運動の1つと考えられている。
・ASのために脊椎の動きに制限のある人は，カイロプラクティックやマッサージなどによる背中や首に行う手技は避けるべきである。これらの治療は脊椎の動きが限られた人にとっては危険でもあり，不慮の脊椎骨折を招くことがあるということで知られているからだ。
・ASの人は首の動きが損なわれているので，車の運転は難しい。特別製の広角鏡が役に立つ。
・ASの患者を熱心に支援すべく登録されたAS自立支援団体があり，病気についての情報や，生活，健康保険，仕事，就労環境，広角鏡や役に立つ品物などについての助言を与えてくれる（詳しくは付録1を参照）。
・人工股関節置換術（関節形成術）はたいへんよい結果をもたらし，重症の股関節疾患から部分的，または全体的に身体障害を防いでいる。脊椎の楔状の骨を取り除く手術は，麻痺を引き起こす危険が比較的高いが，時々起こる重症の前かがみの変形を矯正するのに役立つ。心臓の合併症にはペースメーカーを移植したり，心臓の弁を取り替えたりする。
・脊椎に対する放射線治療は，ASの最新治療においては意味をなさない。

第13章 リウマチ専門医の役割

1. リウマチ専門医とは何か

　リウマチ専門医とは，関節炎を始め，ASや関連した病気の関節，筋肉，骨などの病気を診断したり治療したりするために，独自に教育を受け訓練された内科医のことである。合衆国におけるリウマチ専門医とは，リウマチ学についての特別な訓練をさらに2～3年積んだ上で，専門委員会によって承認された内科専門医（内科学の専門医）および小児科医のことである。これらの内科医のほとんどは，もう1つの委員会承認試験に合格した後で，リウマチ学の資格を持つようになる。

　委員会が承認したリウマチ専門医は，関節炎や他のリウマチ性疾患を診断したり治療したりするために，高度に訓練された専門家ということになる。大学や病院のリウマチ学の診療科を拠点とするリウマチ専門医の多くは，患者の治療に当たると共に，他の医師や関連するコメディカルを指導する。彼らはリウマチ性疾患への理解と管理を強化するために，臨床的かつ基礎医学的な調査を指揮することにも携わる。しかしながらほとんどのリウマチ専門医は個人的に研鑽を重ねていて，彼らの中には，大学の医療センターと診療提携を結んでいる人もいる。

2. 学際的な協力

　よく確立したリウマチ病学の研究室や診療科には，リウマチ専門医だけではなく，専門的な看護師，理学療法士，作業療法士，医療ソーシャルワーカーなど，高度に訓練され連携し合うコメディカルも含まれる。リウマチ専門医は，整形外科医，理学診療医，足病治療医，精神科医，心理学者，

栄養士などの，他の医療チームと一緒に密接に働く。

　リウマチ専門医の最も大切な役割は，診断を下し，病気に対する正しい管理を勧めることである。これらの理由からリウマチ専門医は，患者の詳しい病歴を聞いた上で，治療には何が最適かを決定するために，血液検査やX線を依頼して，臨床的検査を行う。医師は患者に病気や長期にわたる影響，将来における適切な治療計画についても説明しなければならない。

　患者はいかなる質問もためらうべきではないし，病気についてよりよい洞察を与えてくれるようなあらゆるパンフレットや冊子，あるいは他の情報をどんどん求めるとよい。患者自身が構わないなら，リウマチ専門医の診察室に，誰かを連れてくることをためらう必要はない。

　規則的な運動療法に最もよく従うようなAS患者は，リウマチ専門医を信頼する人であり，運動の有効性を信じていて，その意義をよく理解し，よく教育されている。運動の量よりもその運動を持続することの方が，何よりも大切である。痛みやこわばりを和らげるのは医師の仕事だが，規則的な運動を続け，姿勢をほどよく保つことは，患者の仕事である。患者はよい健康状態を保つために，定期的に予約して医師に診察してもらうとよい。

　AS患者の多くは，初期治療医（内科一般医）よりも，長期にわたりリウマチ専門医に診てもらう必要がある。

　もし治療において不満を感じ，疑問がある場合には，別の医師にセカンドオピニオンを求めることも大切である。

第14章　放射線医学と診断

1. 放射線医学

　従来のX線写真は，一般的にはASの診断，あるいはASと他の病気を区別するのにかなり役に立つ（鑑別診断）と考えられるが，ASではない人の仙腸関節は，正常か単に変性による変化がみられるだけで，仙腸関節炎の典型的な浸食像はみられない。

　仙腸関節は深いところにあり，実際には動かない関節である。また，関節の上から直接押してみても明らかな圧痛はみられないので仙腸関節炎の初期診断は難しい。患者が病院にかかる頃には，仙腸関節の炎症や，その結果として生じた異常がほとんど現れているので，ASの疑いという診断は，X線上にASの特徴的変化がみつかった時点で確定される。X線で仙腸関節に骨の浸食や，狭小化，癒合などがみつかり，ASの存在が確定する。X線所見で仙腸関節炎が確認されることはASの確定診断に必要なものであり，もっとも確実な所見となる。この病気の後期にみられる進行した脊椎の癒合も，X線を使って調べることができる。

　発症までには長い潜伏期間があり，適切でタイミングのよい治療のために診断は大切である。安全で比較的安価な技術だが，高い感度と特異性で仙腸関節炎を調べることが要求される。仙腸関節炎をみつけるには，骨盤の正面像を撮ることで十分であるが，病気の初期段階では，このようなX線写真では，正常か，あいまいな（はっきりしない）変化しかみらないことが多い［関節の構造上の変化が関節の表層（滑膜）や軟骨に限られている段階において］。このような場合には，MRIが初期の仙腸関節炎を調べるための選択肢となりうる。ガドリニウムと呼ばれる造影剤を注射することによって，かなり精度を高めることができる。

MRIは軟骨や軟骨下骨の初期変化をみつけることができるので，他の部位の炎症（付着部炎）を早期に発見することにも使われる。また，さらにX線とは違い，電離放射線を使うことはないので，特に若い人にとっては有益な手段である。しかし難点は費用が高いことである。

　MRIが使われるようになって，コンピューターX線断層撮影（CT）と呼ばれるもう1つの放射線画像方法は，仙腸関節炎を発見するのにあまり使われなくなってきている＊。CTは従来のX線写真より高価だが，より詳しい骨や関節の変化を提供することできる。しかし通常ASの診断には必要とされない。さらに通常の骨盤のX線写真より，CTからかなり多量の放射能を受けることになる。

2. 精密検査上の所見

　精密検査はあまり役に立たない。特別にASを診断することができる単独の血液検査もない。すなわち診断的で確定的な検査はないということになる。しかしながら血液検査の数項目は，病気の診断に貢献し，その重症度や臨床的症状と相互関係がある。

　血沈（ESR）と呼ばれる単純で一般的な血液検査は，炎症の指標の1つである。この検査は重症な炎症の存在を調べるのに役立ち，たとえば背中の痛みは炎症の結果によるものなのか，もっと普通の機能上もしくは一般的な種類の背中の痛みやこわばりなのかを決定付けるのに役立つ。しかしながらAS患者の場合，炎症が活動期にあるときでさえ，血沈の値が上昇する人は，全体の70％に満たない。さらにこの検査は他のさまざまな要因，たとえば貧血，年齢，体重，妊娠，個々に検査される人の性別などによって左右される。正常の若い男性においては，血沈は通常20mm以下である。炎症を調べるのに使われるもう1つの検査は，CRP（C反応タンパク）と呼ばれ，こちらは関係のない要因に影響を受けることは少ないようである。

　リウマトイド因子（関節リウマチと関連がある）や抗核抗体（全身性エ

＊現在，日本で通常使用されているMRIでは脂肪抑制法，あるいは，造影剤を使用しても，仙腸関節炎を確実にみつけることは容易ではない。しかし，肩関節，足部においては比較的鮮明なMRI画像が得られる。通常のX線所見で仙腸関節炎の広がりを確定できない場合は，CT像も参考になる。

表2 広く認められているASの診断基準（改正ニューヨーク診断基準）

1. 運動によって改善され，安静によって改善されない腰の痛みが少なくとも3ヵ月以上続いている。
2. 矢状面（側面からみた面）と前額面（前面と後面）において腰椎の動きに制限がある。
3. 同じ性，同じ年齢の正常な人に比べて胸郭の拡張が減少している。
4. 両側の仙腸関節炎の程度が2度〜4度，または片側仙腸関節炎の程度が3度または4度である。

基準4，および，基準1から3のうちひとつが満たされている場合，ASと診断される。

訳者注）これらは症状の診断に使われる。また，主に調査のためにつくられた分類基準である。

リテマトーデスと関連がある）と呼ばれる血液検査とも関係がない。したがってASや関連した脊椎関節炎は，しばしば血清反応陰性脊椎関節炎（seronegative spondyloarthritis）という用語で記載される。

関節吸引（関節穿刺）によって得られた関節液（滑液）の分析や，生検法（針や関節鏡検査で得られた組織の分析）も，ASと他の炎症性リウマチ性疾患とを明らかに区別することはできない。

診断の助けとしてHLA-B27を有効に利用する方法については，16章で述べる。

3. ニューヨーク基準

改訂されたニューヨーク基準として知られ，ASの診断に使われている最新の基準は**表2**のとおりである。

4. 背中の痛みにおける他の原因

背中の痛みにはいろいろな原因があるが，なんといっても最も多いのは，脊椎の機能的な衰えによるものである。これはさまざまな形を取るが，しばしば椎間板と関連がある。子どものとき，これらの椎間板の中心部は85％を超える水分でできているが，年齢と共にゆっくりとしかし確実に減っていき，80歳までには60％ぐらいになってしまう。椎間板の容量が

減る結果として，椎間板の部位が狭まり，周りの靱帯（線維輪と脊椎靱帯）にゆがみが生じ，脊椎の椎体本体の端に骨性の拍車（骨棘）が形成される。椎間板が衰えることと関連のある臨床的な背中の痛みは，年齢と共に増し，物理的なストレスによって加速される。

　強直性骨増殖症は，フォレスティール病，またはびまん性特発性骨増殖症（DISH）とも呼ばれ，脊椎に沿って，または他の部位に新しい骨を過度に形成してしまう。その結果ASと混同されるような脊椎のこわばりが起きる。ASと混同される他の病気に，硬化性腸骨炎，ページェット病（骨盤，脊椎の），ショイエルマン病などがある。なんらかの慢性の脊椎感染と同様に，骨盤や脊椎に癌が広がることによって，背中に痛みが生ずることもある。

　食事でビタミンDが不足したり，適量の日光が皮膚に当たることが不足したり，慢性的な腎臓病などの結果として引き起こされる骨軟化症と呼ばれる骨が細くなる疾患も，背中に痛みが生じ，ASや関連した脊椎関節炎と間違えられることがある。骨粗鬆症も背中の痛みを引き起こす。

　混乱をもたらすもう1つの病気は，サフォー（SAPHO）症候群として知られている原因不明の病気である［Synovitis（滑膜炎），Acne（尋常性痤瘡），Palmoplantar pustulosis（掌蹠膿疱症），Hyperostosis（過骨症）and aseptic Osteomyelitis（無菌性骨髄炎）の主な症状の頭文字をとって］。この病気は時に仙腸関節や脊椎に影響する骨のダメージを起こす。

第15章　病気の過程

1. AS には何が起きるか

　3章で説明したように，この病気はふつう仙腸関節の炎症として始まる。この関節に炎症が起きると関節の上部ではなく，殿部に放散するような痛みが起きる。初期の段階においては，仙腸関節を直接強く押すとほとんど圧痛を感じるが，長い年月の間，仙腸関節が癒合し骨化するにつれて，痛みや圧痛はだんだんと和らいでいく。炎症が腰椎にまで広がると，背中の下の部分の痛みやこわばりに気づくだろう。

　炎症や痛みは背中のこわばりと共に，筋肉のけいれんや圧痛を引き起こす。背中を反らすと具合が悪いため，症状を最小限にしようとして，自然と前かがみになる傾向がある。炎症が治まらなければ，緩やかな修復過程が始まるので，徐々に瘢痕（線維性組織形成）や骨の再構築のために，背中の動きがさらに制限されるようになる。その結果，しだいに不可逆的な悪い姿勢になっていく（図17ａｂｃ）。

2. 付着部炎

　ASの炎症は，関節包，靱帯，腱などが骨に付着している部位から始まる傾向があり，これらの部位に痛みや圧痛が起きる。付着部という名は，これらの部位に付けられて，炎症性の病変は，付着部炎，あるいは時に付着部症と呼ばれる。

　医師は付着部炎の存在を探すために，背骨に沿った部分，骨盤，仙腸関節，胸などの痛みや圧痛を調べなければならない。アキレス腱が踵骨（かかとの骨）に付着する部位か，または足底の筋膜が同じ踵骨の下の部分に

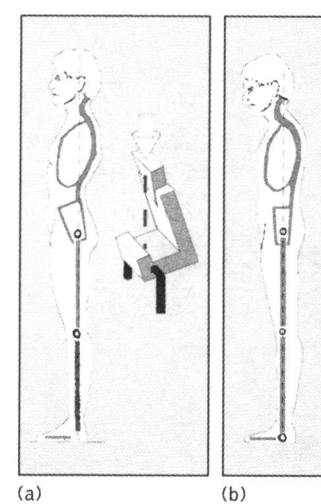

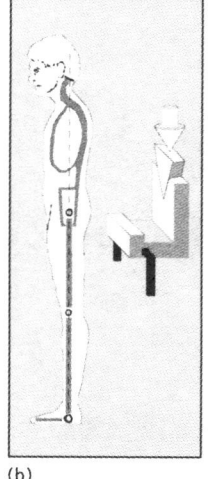

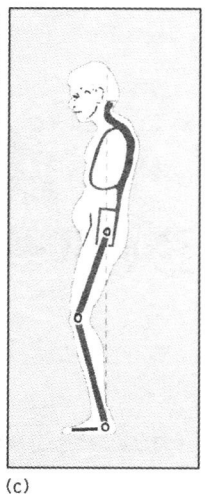

図17 姿勢におけるASの影響
(a) 直立している健康な人
　　下方の背骨（腰椎の）のくぼみと骨盤の傾きに注目。図式からわかるように（少々大袈裟だが），体重の伝達は股関節（黒）を経由し下方（矢印）に垂直に降りていて，骨盤の面が斜めになっている。重心の中心は，股関節，膝，足首と垂直に一直線になっている。
(b) ASの症状が中程度に進行した人
　　骨盤の面がまっすぐになり，腰椎のくぼみがなくなっているのに注目。（すなわち腰椎の直線化）全体の均衡が崩れ，首が前方につきだし，胸椎上部の後弯が始まる。
(c) 胸椎上部の後弯が進み，首が前方に曲がっており非常に進行したASの人。
　　股関節の弯曲と拘縮，姿勢を水平に保つために膝が曲がっていることに注目。胸の拡張が制限されるため，横隔膜を使って呼吸しなければならない。その結果，お腹がかなり目立って見える（ゴムボール腹）。
　　　　　　　　　　　　　　　　　　　Ⓒ Detlef Becker-Capellar

付着する部位に，腫れや圧痛が起きることがある（図18参照）。このような症状に対する医学的な病名は，それぞれアキレス腱炎，足底腱膜炎である。

　付着部炎の時期に続く治癒や修復の過程において，瘢痕やそれに続く骨の形成のために，だんだんと背中の動きが制限されてゆく。この過程の結

78　第15章　病気の過程

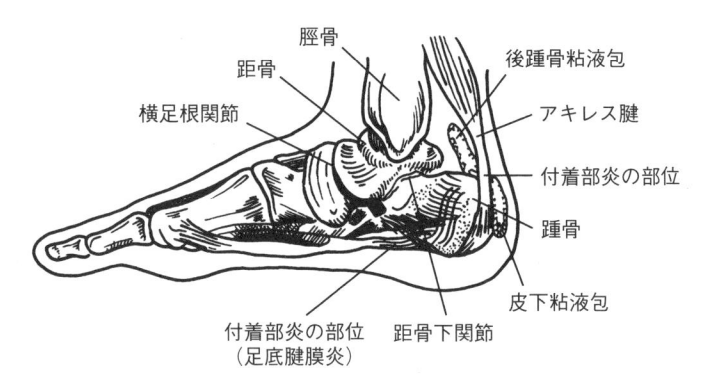

図18

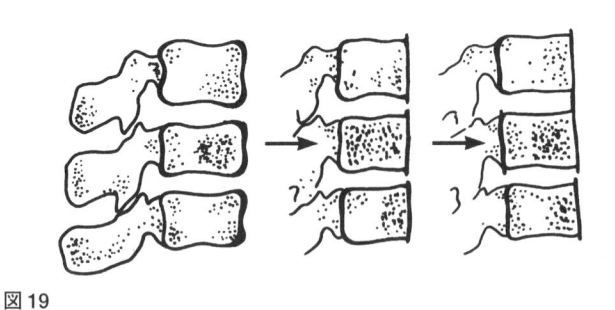

図19

果，何年後かには最終的に完全なる脊椎癒合に至る。したがって，ASの存在を探す臨床的な検査には，すべての方向における脊椎の動きを，徹底的に検査することが含まれなければならない（図5）。

　炎症による変化が，特に椎体の角に付着する部位の椎間板を取り囲む靱帯の表層（線維輪）に影響を与え，これらの角の骨密度（硬化症）が増える結果となり，X線では角の部分が白く光ってみえるようになる（図19）。これら角の部分の骨は次第に消えていき，やがて完全なる椎体の方形化を導く。さらに少しずつ椎骨の端に垂直に骨状の薄い層が伸びてゆき，その結果2つの隣接する椎体の溝に橋が架かり，椎間板の線維輪の表層に取って代わる。椎間板を取り囲む椎骨間に骨状の橋が架かることは，靱帯棘

（syndesmophyte）と呼ばれる（図19）。

同時に炎症性変化とゆっくり進行する骨の癒合は，骨端関節あるいは椎間関節と呼ばれる脊椎関節に進行していく（図19）。したがって，脊椎への炎症過程が重症である人においては，脊椎における炎症の過程はゆっくりと何年もかかって，完全なる全脊椎の癒合に至る（骨性強直と呼ばれる）。脊椎のX線が最終的には竹のようにみえるので，竹様脊椎と呼ばれる。脊椎の骨粗鬆症（前に述べた）も部分的には脊椎の動きが失われたり，加齢の結果としてしばしば見受けられる。

肋骨と脊椎（肋椎関節と肋横突関節）の間にある関節や，胸の前方（肋軟骨部）にある胸骨と肋骨のつなぎ目に炎症が起き，胸痛や圧痛が引き起こされることがある。この痛みは咳やくしゃみによって強まる。何年もの間に胸の拡張がだんだんと減少してくることがある。したがって，ある人は胸の痛みや圧痛のために医師を受診したり，深呼吸をしても胸が十分に広がらず，努力しても息切れすることを嘆く。医師は首を含め，脊椎の動き（すべての方向における）に制限はないかを調べるだけではなく，胸の拡張に何らかの制限はないかを調べる必要がある（図5f）。

3. 脊椎ではない（四肢）関節の罹患

いわゆるガードル関節と呼ばれる股関節や肩関節は，AS患者の3分の1が侵される部位である。股関節の罹患は，ほとんど両側（左右）で，徐々に発症する。痛みは膝か，同じ側の太ももの前部に感じられることもあるが，ほとんどは鼠径部に感じられる。股関節の罹患は，病気が発症する時の幼年期か，思春期（若年性AS）によくみられる。肩関節の罹患は，一般的には比較的軽度である。関節においてクッションの役割をしている関節軟骨が，だんだんに破壊されたりやせていき，次第に関節の動きが制限されていく。この結果直立した姿勢を保とうとして，患者には膝を少し曲げた特徴的な固い足取りが現れることがある。

ASにおける後期の段階において，股関節に何らかの拘縮がみられることは珍しくない。首も含め脊椎が固くなっている人にとって，股関節の罹患は下肢がもっと不自由になり，重症の身体障害に至る可能性も出てくる。

しかし人工股関節置換術がこれらの制限を最小限にしてくれる。

　股関節や肩関節以外の末梢関節の罹患は，後に述べる病気と関連があるAS患者以外ではかなりまれである。さらにこのような罹患は，めったに持続的ではないか破壊的ではなく，なんの関節の変形も残さずにほとんどは治ってしまう傾向がある。顎関節（側頭下顎関節）における炎症の症例は，患者の約10％にみられ，痛み，圧痛，十分に口を開けることができないといった症状が起きる。

4. 他の組織への罹患

　脊椎炎は腱（筋肉が骨に付着する部分の太いすじ）や粘液包*（骨が突起した部分と皮膚，筋肉，腱などを覆っている動く組織の間にある包）のような関節のそばにある組織にも影響を与える。これらの組織の炎症は，腱炎や粘液包炎を引き起こす。

　疲労感や疲れやすさに悩まされる患者もいる。特に進行した股関節の罹患がみられる人は，あまり使わないために太ももや殿部の筋肉が衰えたり（萎縮），弱くなってしまうことがある。そのような患者の多くは，しゃがんだ姿勢から立ち上がることが困難になり，立ち上がる時に何かにつかまる必要が出てくることもある。

(眼の炎症)

　病気の過程のある時期において，すべてのAS患者の3分の1の人に，急性の眼の炎症が起こることがある。これは急性虹彩炎，または前部ぶどう膜炎と呼ばれる。虹彩炎とは，瞳孔を取り囲む黒眼の部分である虹彩の炎症のことで，前部ぶどう膜炎は，虹彩とそこに隣接したレンズの機能を制御するのに使われる眼の内側にある層（毛様体）の炎症を意味する（図20）。

　急性虹彩炎はASの発症以前，さもなければ病気が明らかに小康状態の時でさえ，みられることがある。ほとんどは眼の痛み，充血，明るい光を直接見ることができない，炎症を起こした眼から涙が出すぎるなどの症状

＊bursaの訳。滑液包ともいう。

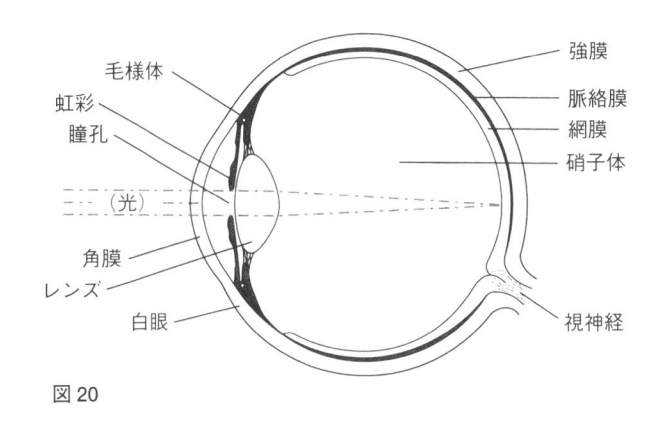

図20 の各部名称:
- 毛様体
- 虹彩
- 瞳孔
- （光）
- 角膜
- レンズ
- 白眼
- 強膜
- 脈絡膜
- 網膜
- 硝子体
- 視神経

図20

が現れる。虹彩炎の症状は再発することがよくあるが、侵されるのは片眼だけである。眼の前の部分に炎症性の細胞ができるために、眼がかすんだり、視力が損なわれることもある。虹彩炎を治療せずに放っておくと永久に視力が損なわれることがあるので、眼の専門家（眼科医）に早急にみてもらい、診断と治療を受ける必要がある。

急性虹彩炎は、瞳孔を散大させ、2, 3週間ステロイドの点眼薬を使うことにより、通常、簡単に改善させることができる。明るい光に対する過敏性を抑えるために、一時的に濃いサングラスを使う必要がある場合もある。時々、従来の治療法で十分な効果がみられない重症の虹彩炎の患者には、ステロイド（経口であるいは注射で）を投与したり、TNF阻害薬や免疫抑制剤が使われることがある。

（他の関連した問題）

AS患者は、あらゆる腸の炎症、心臓、肺、神経の合併症を、注意深く評価してもらわなければならない。多くのAS患者の中には、潰瘍性大腸炎やクローン病のような慢性炎症性腸疾患をもっている人がいるということが、研究によって明らかにされている。症状がたいへん軽い場合もあれば、まったくない場合もある。

通常、病気になってから長い年月が経過すると、AS患者の2〜5％に、

炎症や瘢痕の形で心臓への合併症がみられる。これが心臓の電気伝達機能に影響を与え，心拍が遅くなったり（心臓ブロック），心臓や心臓の弁から出る大動脈に瘢痕が形成されたり，拡張したりすることで，大動脈弁が漏れるようになる（大動脈閉鎖不全症）。ペースメーカーや大動脈の弁を交換することが必要なほどに，問題が深刻になる患者もいる。血液を押し出す収縮の能力に影響はないが，心筋が弛緩する能力が損なわれることも，AS患者にみられることがある。

　AS患者の中には，肺の病気の兆候が何もないのに，胸の拡張が制限されるため，肺の機能が損なわれてしまっている人がいる（肺機能検査によって立証される）。そのため，重症なインフルエンザ，気管支炎，肺炎などに罹ると，治るのにより長い時間がかかることもある。患者は禁煙し，インフルエンザや肺炎の予防接種を受ける必要があるかを，医師と相談するべきである。肺の上の部分（肺尖部）の瘢痕（線維症）（肺尖部線維症）は，まれな合併症である。

第16章　HLA-B27と強直性脊椎炎の原因

　ASの正確な原因についてはまだわからないし，何が引き金になるのかもわかっていない。他の脊椎関節炎と同様に，それはHLA-B27と呼ばれる遺伝子と強い結びつきを示す。この病気は遺伝的要因と非遺伝的（環境的）要因も含め，病気が起きやすくなる複合的な要因が絡み合って起こりやすくなる。環境による引き金には，なんらかの感染が関わっているのではないかと疑われている。ASの発症には，クレブシエラ菌の腸への感染が引き金になっているのかもしれないが，証拠は状況的なものであり，より確定的な証拠が必要である。他の脊椎関節炎，特に反応性関節炎（ライター症候群）は，腸への細菌感染，あるいは泌尿生殖器系の感染の後で引き起こされる。

　HLA-B27が，ASの要因を遺伝的に強める直接的な役割を果たしているという実際の証拠がある。しかしながらHLA-B27という遺伝子をもっていることが，ASにかかる必須条件ではない。HLA-B27の遺伝子を持っていない人も，ASになり得る。さらに別の遺伝的要因が，ASのかかりやすさ，症状，重症度に影響しているのかもしれない。それは乾癬，潰瘍性大腸炎，クローン病の要因と考えられている遺伝子や，すでに見つかっている可能性がある他の遺伝子などである。本人に腸疾患の自覚症状がない場合や，臨床的に明らかな炎症性腸疾患（IBD）がみられない場合でも，AS患者には軽い胃腸の炎症がしばしば起こりやすい。このような患者を引き続き追跡調査してみると，少数例ではあるが明らかなクローン病になることが報告されている。これはこれらの患者がASを発症した時は，IBDの無症状型＊であったことを示唆している。この腸の炎症の存在と，HLA-B27には何の関係もみられない。これらのことから腸の炎症とAS

＊無症状型は原文ではsubclinical form（準臨床型）という用語が使われている。

には，HLA-B27とは無関係に，よくみられる連結が存在することがわかる。同様のことが他の脊椎関節炎の患者にもみられている。

1. HLA-B27とは何か

　HLAとは，ヒト白血球抗原（Human Leucocyte Antigens）のことであり，個人によってそれぞれ異なる細胞表面のタンパク質である。その働きは，ウイルスや細菌など外部のタンパク質，あるいは自身のタンパク質に由来したペプチド（アミノ酸が結びついたもの）をTリンパ球や他の免疫細胞に提示することによって，自身の肉体が病気と闘うことを助けることである。HLAは第6染色体にある遺伝子の産生物で，その遺伝子座（遺伝子がある場所）にはA，B，C，Dなどの文字が当てられている。

　HLA遺伝子とそれらの産生物，すなわち，HLA分子は，HLAクラスIとクラスIIの2つのグループに分けられる。その遺伝子はHLAクラスIにあるB座に位置し，27番に割り当てられているため，HLA-B27または単に略してB-27と呼ばれている。いくつかの遺伝子座に多くの多様性を持った遺伝子があるため，完全に適合する組み合わせを持つ血縁関係のない2人の個人をみつけることはたいへん難しい。また，ウイルスなどに感染した細胞は，HLA-B27のようなHLAクラスI分子と組み合わさり，自己抗原に加え，ウイルス由来のペプチド抗原を，その表面に発現する。HLA分子を伴ったウイルスのペプチド抗原は，感染した細胞を破壊するそのペプチド抗原に特異的に働く細胞傷害性T細胞であるCD8＋を活性化する。

2. 病気の素因におけるHLA-B27の役割

　AS患者の頻度は，無作為抽出したHLA-B27陽性の中における頻度よりも，AS患者の一親等などでHLA-B27陽性者における頻度の方がASの有病率が非常に高い。これはASが遺伝的には異質性，すなわちHLA-B27と同様に病気に罹りやすくなる遺伝的素因が他にも存在することを示唆している。しかし，この結果がHLA-B27は，ASに罹りやすくなる主要

な遺伝的素因であるという証拠でもある。病気に罹りやすくなる遺伝子を多く持てば、ASに罹りやすくなる可能性もまた高くなるが、病気が発症するためには未知の環境的な（すなわち非遺伝的な）引き金が必要である。

HLA-B27という遺伝子を持って生まれた人は、ASや関連した脊椎関節炎のいずれかになる傾向が高い（すなわち彼らはこれらの病気により罹りやすい）と言えるが、ほとんどの人は罹らないでいる。HLA-B27を持っている人の母集団の中で、ASを発症しない人の方が発症する人に比べて圧倒的に多いことを強調する必要がある。HLA-B27を持っているAS患者が1人いる家族の中でさえ、ほとんどの兄弟や姉妹は、たとえ同じ遺伝子を持っていても、発症しないままであろう。

おそらく脊椎関節炎になる運命のHLA-B27陽性の人は、部分的にHLA-B27に似たある種の腸内微生物にさらされるのだろう。その細菌の抗原に免疫性を持たせ、病気の引き金を引くように誘導する。HLA-B27タンパク質自体、またはHLA-B27に結合するペプチドや、HLA-B27由来のペプチドが、病原性の役割を持っているのだろう。

3. HLA-B27の遺伝

私たち1人1人は、細胞の核の中に46の染色体を持っていて、それぞれの染色体は対をなす遺伝子を含む小さな糸のような構造になっている。私たちは1人の親から23個の遺伝子を、もう1人の親から残りの23個の遺伝子を引き継いでいる。常染色体は、人の性とは無関係の22個の対をなす染色体に与えられた名前で、大きさによって1番～22番まで番号が付けられている。後に残った2つの遺伝子には、X、Yという文字が付けられていて、それらが性染色体である。女性は2つのX染色体を持ち、男性はXとYの染色体を持つ。父親から22組の常染色体と、XかYの染色体が子孫に受け継がれ、母親から22組の常染色体と、Xの染色体が受け継がれる。

人間は、2つのHLA-B遺伝子を持ち（それぞれの第6染色体の位置に1つずつ）、もしB27がHLA-B遺伝子の位置に、どちらか1つか両方あるならば、その人はHLA-B27陽性といわれる。

- もしある人が両親の2人からそれぞれB27の遺伝子を引き継いでいるならば，HLA-B遺伝子の位置に2つのB27遺伝子があることになり（同型接合のB27），その人の子どもには全員B27が遺伝することになる。
- もし1人の親がHLA-B遺伝子の位置の1つにHLA-B27の遺伝子を持っているなら，西ヨーロッパ系の8％の人がそうであるように，彼らの子孫がこの遺伝子を引き継ぐ可能性は2人に1人である。
- 両親共にHLA-B27を持っている可能性は，1000人につき7人以下である。そのような人たちが結婚して，両親からB-27を引き継ぐ子孫は，4人中1人であり（同型接合のB27），1人の親からB-27の遺伝子を引き継ぐ場合（異型接合のB27）は2人に1人であり，B27をまったく引き継がない場合は4人中1人である。

4. 遺伝カウンセリング

　遺伝的な素因から，ASや関連した病気の家族内発症は珍しくないので，医師にとっては家族歴を知ることが役に立つ。ASの患者（西ヨーロッパ系ならば，HLA-B27の遺伝子を持っている可能性が90％以上）は，「自分の子どもがこの病気になる危険性はどのくらいあるか」とか「発病を防ぐ手だてはないのか」などと尋ねるかもしれない。

　B27陽性のAS患者からHLA-B27を引き継いだ子ども（平均50％の子どもにB27が遺伝する）は，生涯の内で4人に1人までは，病気になる危険性を持っている。

　したがって，B27の遺伝子を持ったほとんどの子どもは，病気になることはない。B27の遺伝子を持っていない子どもの50％は，ASにもなりやすい他の病気になる遺伝子（乾癬や炎症性腸疾患など）が家族内にないならば，実質上危険性が増すということはない。

　もしAS患者でB27の遺伝子を持っておらず（西ヨーロッパ系ならば10％未満），家族の中にASにも罹りやすい他の遺伝子（前述のように）がない場合，子どもが病気を発病する危険性は増加しない。

　HLA-B27の遺伝子を持っている可能性が90％以上のAS患者は，「子ども全員にHLA-B27の検査をするべきだろうか」と尋ねるかもしれない

が，答えはNOである．というのは陽性である可能性が50％の子どもの間で，多数の人（80％以上）は，生涯において発病しないでいる．さらに加えて，両親や医療従事者は，子どもがHLA-B27を持っていると知ると，"HLA-B27"関連の炎症をおこすことになるのではないかと，不必要な心配をするようになる．ASに無関係な症状に対しても，子どもがその遺伝子を持っているためだと思い込んでしまうことがある．したがって，たまたまHLA-B27と呼ばれる正常な遺伝子を持っていながら発病しない個人であっても，ASという間違ったレッテルを貼られることになる．完全に健康で過ごす子どもでさえ，もしHLA-B27の検査結果についての情報が，診察記録に加えられ，そのような情報を保険会社や，将来悪用するかもしれない雇用主に利用されるとしたら，間接的に将来に影響を及ぼす可能性もある．

もしAS患者の子どもに，ASや別のHLA-B27に関連した病気が疑われる症状や兆候が現れたなら，患者はすべての症状について医師に相談するべきだろう．その場合は小児リウマチの専門医が好ましい．その医師が診断の補助として，HLA-B27タイピングの結果を利用する時が適切な時期である*．

5. 病気の診断における HLA-B27 の検査

ASの診断は病歴，診察，X線所見によってほとんど容易に診断できるので，HLA-B27タイピングは，診断には必ずしも必要なことではない．HLA-B27（表3）の保有率やASとの関連性においては，民族や人種によって明らかな違いがあるが，HLA-B27の存在に対する知識は，病気を診断する手段としてたいへん有用である．たとえばHLA-B27を持ったアフリカ系アメリカ人のAS患者は50％程度であるが，地中海沿岸諸国出身のAS患者は80％近くである．

したがってASや関連した病気は，HLA-B27を持っていない人の中でも起きるし，B-27に対して陰性の検査結果であったとしても，それ自体が病気の存在を完全に否定するものではない．さらにHLA-B27の遺伝子

*日本人ではHLA-B27の頻度は非常に低く，0.5％以下と報告されているが，日本人でHLA-B27が陽性の場合，ASを発病する頻度は非常に高いともいわれている．

表3 世界のそれぞれの母集団におけるHLA-B27の保有率（％）

アメリカ先住民言語母集団		
エスキモー・アリュート語	エスキモー族とイヌイット族	25-40
ナデト語	トリンギャット族，ドグリブ族，ナヴァホ族	20-35
アメリカインディアン語	ベラコーラ族	26
	ヤキマ族とピマ族	18-21
	クリー族，ズニ族，チペワ族	11-14
	パパゴ族，ホピ族，ハヴァスパイ族	7-9
	メキシカンメスチーソ	3-6
	中央アメリカ先住民	4-20
	南アメリカ先住民	0
北中央アジア言語母集団		
チュクチ語	シベリアンチュクチ族	19-34
	シベリアンエスキモー族	40
ウラル語	ウラル山脈先住民	8-15
	サーメ（ラップ人）	24
アルタイ語	シベリアンヤクート族	17-19
	トゥヴァ族	13
	ブリャート族	3-6
	日本人	1*
	アイヌ民族（先住民族）	4
	韓国人，ウイグル人，モンゴル人	3-9
	ウズベク，カザフ，チュルク母集団	3-8
シナ-チベット語	中国人（本土）	2-6
	中国人（海外）	4-9
	チベット族	12
コーカソイド母集団	フィン-ウゴル語族	12-18
	北スキャンデイナヴィア人	10-16
	スラブ母集団	7-14
	西ヨーロッパ人	6-9
	地中海ヨーロッパ人	2-6
	バスク人	9-14
	ジプシー人（スペイン）	16-18
	アラブ，ユダヤ，アルメニア，イラン人	1-6
	パキスタン人	6-8
	インド人（アジア人）	2-6
他のアジア母集団		
東南アジア人	ベトナム人	9
	クメール族，台湾先住民，フィリッピン人	5-8
	インドネシア人，マレーシア人，タイ人	5-12
ミクロネシア人	ナウル人	2
	グアム人	5
メラネシア人	パプアニューギニア人	12-26
	ヴァヌアツ人とニューカレドニア人	18-23
	Ouveans人	11
	フィジー人	4-6
ポリネシア人	ハワイ人，サモア人，マルケサス諸島民	2-3
	マオリ族	0-3

表3 （続き）

	トケラウとソシエテ諸島民	0
	ラパヌイ民（イースター島民）	0
	オーストラリア先住民	0
北，西アフリカ母集団		
北アフリカ人	アラブ人	3-5
	ベルベル人	2
	エチオピア人	1
西アジア人	ガンビア人とセネガル人	2-6
	マリ人	10
赤道付近と南アフリカ母集団		
	ピグミー族	7-10
	サン族（ブッシュマン）	0
	バントゥー族	
	ナイジェリア人	0
	ジンバブエ人	0
	南アフリカコーサ族	0-0.3
	ザイール人（コンゴ人）	0-0.7

＊最近の報告では0.5％以下とされている

は，一般の健康な人々の間でもかなりの割合で存在するので，検査結果が陽性であったとしても，そのこと自体が病気であることを意味するわけではない。

　しかしその検査は，根拠のある確率の法則を理解する医師にとっては，有用であり得るし，診断状況が五分五分の場合に限り使われる。言い換えれば，医師は患者がASである公算が40～60％ぐらいで，X線で仙腸関節が正常か，どちらともとれる（とても確定的ではない）変化を示していると考えるような場合である。さらにその臨床的な有用性は，患者の人種や民族的背景に影響を受ける。HLA-B27タイピングが，日常的で，診断的な，確認のための，あるいは背中の痛みを持った一般の人からASを選別するための検査と見なされるべきではない。

6. HLA-B27に関する調査と関連する話題

（世界の母集団におけるHLA-B27の保有率）

　HLA-B27は，全人口の中では珍しい訳ではないが，その保有率は世界中の民族や人種によって異なる。このことについては表3に示した。数値

は単純化されていて，全人口における保有率を百分率で示している。たとえば合衆国では，白人種のおおよそ8%とアフリカ系アメリカ人の2〜3%がこの遺伝子を持っているが，アメリカ先住民の中ではもっとありふれたものである。

　一般的にはASや関連した病気は，イヌイットやエスキモーのように，HLA-B27の保有率が比較的高い住民において多くみられ，また，その逆も言える（表4）。遺伝的には混血でないオーストラリア先住民の中では，HLA-B27とASの両方がみられない。しかしながら，この一般論にも若干の例外がある。たとえば，ある西アフリカの住民では，6%に及ぶ人にHLA-B27がみられるのに，彼らの間にはASはほとんど存在しない。

(HLA-B27の違った型)

　今のところHLA-B27には25種類の異なる型（B*2701〜B*2725まで名付けられている）が識別されている。その多くはまれなものである。異なるHLA-B27のサブタイプの存在も，世界のさまざまな母集団においていちじるしく異なっている。たとえばB*2705は，白人，シベリア人，北アメリカ先住民によくみられるサブタイプであり，一方，HLA-B*2704は，中国人や日本人によくみられるサブタイプである。HLA-B*2706（B*2722）は，インドネシア人でよくみられるサブタイプであり，HLA-B*2703は，西アフリカ人か，アフリカ人を祖先とする人にみられるだけである。

(HLA-B27の異なった型とASの関係)

　今まで知られてきたようなよくみられるHLA-B27のサブタイプを持って生まれてきた人に，ASや関連する脊椎関節炎の存在は気づかれていた。しかしながら，以下の2つのサブタイプについては，病気と弱い関係があるだけである。これらは東南アジア人の住民の中で発見されたHLA-B*2722（以前はHLA-B*2706と間違われていた）であり，もう1つは，最初にサルジニア島でみつかり，イタリアの住民でもみつかったまれなサブタイプHLA-B*2709である。

表4 ASと関連する脊椎関節炎の最近の有病率研究

	HLA-B27の頻度 (%)	ASの有病率 (%)		脊椎関節炎の有病率 (%) (ASを含む)	
	全人口内で	全成人内で	B-27陽性の成人内で	全成人内で	B-27陽性の成人内で
エスキモー族 (アラスカ)	40	0.4		2.5	
エスキモー族 (アラスカとシベリア) とチュクチ族	25-40		1.6	2-3.4	4.2
サミ族 (ラップ人)	24	1.8	6.8		
北ノルウェー人	10-16	1.4			
モルドヴァ人	16	0.5			
西ヨーロッパ人	8	0.2			
ドイツ人 (ベルリン)	9	0.9	6.4	1.9	13.6

(他の調査研究)

　たとえば細胞がウイルスに感染すると，HLA-B27のようなHLAクラスⅠ分子と組み合わさって，ウイルスまたは自己由来のペプチドと呼ばれる小さなタンパク分子をその表面に発現する。HLA分子を伴ったウイルス由来のペプチド抗原が発現することで，その抗原に特異的に働くCD8＋T細胞（細胞を破壊する細胞傷害性T細胞）が活性化する。HLAのある種の型は，特定の感染を防ぐにはより効果的であるが，同時に他の特定の感染症や病気に罹りやすくさせるという働きがある。たとえばHLA-B27を持って生まれた人は，(HLA-B27以外のHLAを持って生まれた人と比較すると)多くの他のウイルスに対してはよい効果を示すことができるが，どういう訳かASや関連した脊椎関節炎にはより罹りやすくなるのである。

　HLAクラスⅡ分子は，免疫組織に抗原を示し，それゆえ抗原提示細胞と呼ばれるマクロファージのような細胞の上にみられるため，それらは抗原提示細胞と呼ばれている。これらの細胞は，細菌やそれらの産生物を摂取したり，細菌によって感染されたりすると，HLAクラスⅡ分子と組み合わさって，細菌のタンパク質や毒素由来のものを含むペプチド抗原を細胞の表面に発現する。これらのペプチド抗原に特異に働くCD4＋（ヘルパー）T細胞は，感染に対する免疫反応を高めるのに役立つ。

　ヒトのHLA-B27遺伝子を持った実験用のマウス（ハツカネズミ）やネズミが飼育されている。これらのHLA-B27トランスジェニックマウスやネズミ*は，細胞表面にHLA-B27を発現している。これらのマウスは，HLA-B27が人をASや他の脊椎関節炎に罹りやすくするため，どのように関わっているかを調べるのに役立っている。HLA-B27トランスジェニックネズミは，自然発生的に仙腸関節炎を含む人間の脊椎関節炎に似た多くの特徴を有する炎症性の病気を発症する。無菌環境で動物を育てることで，この病気の特徴は腸内にいる普通の細菌を必要とするものなのか（すなわち，関節炎に伴う下痢の発生），あるいはそうではないのか（乾癬に似た皮膚や爪の病変）を，判別することができるようになってきた。この病気は骨髄由来の抗原提示細胞の上に，高度に表示されたHLA-B27を認

＊トランスジェニックマウスとは外来の遺伝子を受精卵などに導入した後，個体として発生させたDNA組換えマウスのことである。トランスジェニックネズミはそのような処置をしたネズミ。その外来遺伝子は体全体の細胞に組み込まれている。

識できるT細胞によって生み出される。そして細菌の構成成分にとっても必要性がある。

7. 家族の研究

　1973年に，HLA-B27とASや他の脊椎関節炎の注目すべき関連性が発見され，報告された。それによって，これらの疾患に対する臨床的かつ遺伝的研究が再びさかんになり，より広範囲の臨床的視野がもたらされるようになった。しかしながらHLA-B27が病気の誘因という点で，どのような役割を果たしているのかについては，いまだ正確にはわからない。

　これらの病気が家族内で発症する例をみると，HLA-B27以外のまだ解明されていない他の遺伝子が潜在的な原因となっているのではないかと考えさせられる。それらは病気のプロセスを引き起こす非遺伝子的で環境的な引き金によって，個人の病気に対する感受性を増大させるもののようにも思われる。しかしながらこれらの環境的な誘因についても，いまだ十分には解明されていない。

　北アメリカやヨーロッパでは，一親等などのうち2人以上がASに罹っている家族の調査研究が現在行われている。調査は，これらの家族のメンバーから採血を行っている。病気に罹りやすくなるすべての遺伝子を探し出すために，サンプルから得られたDNAを実験室で分析する。これらの遺伝学の研究は，今のところまだ臨床医学には反映されてはいないが，このような遺伝子が病気を引き起こす環境因子にいかに介入しているか，解明されれば，病気をより効果的に治療することや，さらには予防することも可能になるだろう。

第17章　脊椎関節炎

　脊椎関節炎（spondyloarthropathies）＊とは，ASを含むそれに関連した病気のことである。脊椎関節炎のさまざまな症状は，通常，10代後期〜20代前半に発症するが，小児期または高齢になってから発症する場合もある。それらはHLA-B27と強い関連があり，この関連の強さは，さまざまな脊椎関節炎だけではなく，人種や民族の集団によってもいちじるしく異なる。

　脊椎関節炎の現れ方は，たいへん多岐にわたっており，ASを除いて仙腸関節炎や脊椎炎に必ずしもならない場合もある。特に初期の段階においては，脊椎関節炎は骨格に関するものであろうと，それ以外のものであろうと，臨床的にたくさんの共通する特徴を持っているため，さまざまな形の脊椎関節炎をいつでも正確に識別することができるというわけでもない。しかしながら，治療を決定するにあたり通常影響はないので，深刻な臨床的問題にはなり得ない。

　AS以外の脊椎関節炎には以下のものが含まれる。

- 慢性炎症性腸疾患（潰瘍性大腸炎やクローン病）または乾癬（慢性皮膚疾患）と関連がある関節炎
- 早期（若年性）慢性関節炎の形
- 反応性関節炎（ライター症候群）
- 未分化型脊椎関節炎（分類不能脊椎関節炎）

　乾癬，潰瘍性大腸炎，クローン病，または反応性関節炎（ライター症候群）の患者は，それ以外の人よりASに罹りやすいようである。逆もまた

＊spondyloarthritisは脊椎関節炎，spondyloarthropathyは脊椎関節症と訳されるべきであるが，現在，日本では専門医の間でも「脊椎関節炎」の名前がよく使われるようになった。本書でも脊椎関節炎に統一した。

真であり，つまりASの患者は，一般の人よりクローン病，潰瘍性大腸炎，乾癬に罹りやすい。

　脊椎関節炎における典型的な臨床的特徴は，さまざまな組み合わせで起こってくるので，医師は病気を分類するための既存の基準は，特定の患者には当てはまらないということに気づいていた。このためヨーロッパ脊椎関節炎研究グループ（ESSG）は，近年広範囲に認識される脊椎関節炎の症状を配列した分類基準を提唱した（**表5**）。

表5　ヨーロッパ脊椎関節炎研究グループ（ESSG）分類基準

脊椎関節炎は炎症性の脊椎痛または滑膜炎の存在と，以下に示したものに1つ以上当てはまることによって定義される。
- 家族歴：一，二親等内に強直性脊椎炎，乾癬，急性虹彩炎，反応性関節炎，または炎症性腸疾患の患者がいる場合。
- 乾癬
- 炎症性腸疾患
- 交互の殿部痛
- 付着部炎
- 急性下痢
- 尿道炎
- 仙腸関節炎：両側の程度が2から4または片側の程度が3ないし4

これらの基準に使われる定義

炎症性脊椎痛：少なくとも以下の5つの要素のうち，4つを伴った現在または過去における脊椎痛（下部，中央部，上部，または頸部）の症状：
 a 少なくとも3ヵ月持続
 b 45歳以前に発症
 c 潜行性の（徐々に）発症
 d 運動によって改善される
 e 朝，脊椎がこわばる
滑膜炎：非対称の関節炎，または下部の四肢に優位な関節炎が，過去または現在にある
乾癬：医師によって診断された乾癬が，過去または現在ある
炎症性腸疾患：医師によって診断され，X線検査または内視鏡検査において確認された炎症性大腸炎またはクローン病が，過去または現在にある
交互の殿部痛：過去または現在において，両殿部に交互に起きる痛みがある
付着部炎：過去または現在において，アキレス腱または足底腱膜の付着部における特発性の痛み，あるいは診察ではその部分に圧痛がある
急性下痢：関節炎発症前の1ヵ月以内に，急性下痢の症状が出現した
尿道炎：関節炎発症前の1ヵ月以内に，非淋菌性尿道炎または子宮頸管炎が起きた
仙腸関節炎　度数：0＝正常，1＝可能性あり，2＝軽度，3＝中程度，4＝完全骨癒合（強直した）

1. 反応性関節炎（ライター症候群）

　反応性関節炎とは，尿道炎，子宮頸管炎，下痢などの病気に引き続いて起きる無菌の炎症性関節炎のことで，関節の他に，眼，皮膚，口などの部位に炎症が現れることもある。関節の炎症は，通常，胃腸系や泌尿生殖器系などの離れた部位での細菌感染が引き金となって発症する。

　これらの細菌感染に罹ったすべての人が，反応性関節炎になるわけではない。ある人は遺伝的に罹りやすく，HLA-B27の遺伝子を持っていれば，反応性関節炎にかかる危険性は約50倍増すことになる。引き金となる感染症の症状があり，細菌の培養によって感染症が証明された人は，特にもしHLA-B27遺伝子を持って生まれてきていたとしたら，引き金になった感染に対して自覚症状がなく，抗体テストが単に陽性なだけの人より，病気がより重症化し，慢性化する傾向がある。

　引き金となる細菌にもよるが，反応性関節炎は女性より男性により多くみられる。表6は重要なきっかけとなるいくつかの細菌のリストである。クラミジアによる泌尿生殖器系への感染は，合衆国ではより普通にみられる引き金であり，開発途上国では，赤痢菌，サルモネラ，エルシニア，キャンピロバクターなどの腸内感染がたいへんよくみられる引き金になっている。時々先行する感染が認められなかったり，引き金となる感染に対して自覚症状がない場合がある。反応性関節炎という用語は，しばしば引き金となる微生物の正体がわかったときに使われ，もっと限定的で，現在，あまり頻繁には使われないライター症候群という病名も含む。

表6　反応性関節炎の引き金になる細菌

クラミジア・トラコマーティス
シゲラ・フレキシネリ（赤痢菌）
サルモネラ菌（多くの種類）
エルシニア・エンテロコリティカ　および　エルシニア・シュードツベルクローシス
クロストリジウム・ディフィシル

注：HLA-B27と関連がない反応性関節炎は，次の細菌性，ウイルス性，寄生虫による感染に伴って観察され，腸のバイパスを造る外科手術，尋常性痤瘡，汗腺膿瘍（脇の下や鼠径部にできる膿瘍）嚢胞性線維症と関連しても観察されている。

(反応性関節炎はどのくらいの頻度か)

　ある母集団における反応性関節炎の有病率は，HLA-B27の保有率や引き金となる細菌感染によってさまざまである。クラミジア由来の反応性関節炎は，身持ちがよくない若い男性の中で最も多くみられる。しかしながら女性においては診断されないことがある。というのはクラミジアによる感染はしばしば，無症状で，自覚症状がない場合が多く，医師が子宮頸管炎（膣に突き出た子宮の部分である子宮頸管の炎症）の存在を調べるために，婦人科的検査をすることはめったにないからである。腸炎後に起きる病気の形は，子どもから大人，高齢者を含む男女の両方にみられる。

　クラミジア由来の反応性関節炎の発生率は，ヨーロッパや合衆国では1985年以降減少しているが，腸炎後に起きる病気の形は増えてきている。細菌によって引き起こされる胃腸系の感染症や食中毒（たとえばサルモネラ腸炎）の後で，反応性関節炎や少なくとも筋骨格の炎症や痛みが起こる発生率は，B27陽性の人たちの方が一般の人たちより20％高くなっている。しかしこのような感染症で反応性関節炎が初めて発生するのは，HLA-B27との関連においては比較的弱い（この遺伝子を持っている患者はせいぜい33％である）。

　具体的な例を1つあげるならば，18〜60歳までのフィンランド人においては，クラミジア由来の反応性関節炎（細菌の培養によって確定された）の発生率は，年間10万人につき4.6人である。その内引き金となる泌尿生殖器系の感染では36％が無症状である。腸炎後に起きる反応性関節炎の発生率は，年間10万人につき5人である。その内きっかけとなる腸内感染に対して自覚症状のないものが26％である。

(反応性関節炎の症状)

　臨床における症状は，軽い関節炎から2，3週間患者を寝たきりにさせるほどの重症で身体機能を低下させるような症状までさまざまである。ほとんどの人にとって発病は1度だけだが，中には病気が再発することもあり，また，慢性化する人もいる。関節炎は膝や足首などの下肢に一番多く出現し，次に足部，上肢，背中がしばしば侵される。全身症状としては，体調不良，発熱，筋肉の痛み（筋痛）などが起こり，早朝増悪する腰や殿

部の痛みが発生する。

　急性関節炎は，しばしば結膜炎や尿道炎と関連がある。結膜炎［通常，急性カタル性結膜炎（ピンクアイ）として知られている］は，まぶたの内部を覆う柔らかい表面の皮膜や白眼に炎症が起きるものである。炎症は普通軽いが両眼に発症し，それと気がつかないことさえある。しかし眼が過敏になったり，赤くなり，時には朝，瞼がくっついていることがある。急性虹彩炎を発症する患者もいる（15章参照）。

　尿道炎つまり尿道（尿が膀胱から外に出るまでの細い管）に起きる炎症の結果，尿が出にくくなったり，痛みが発生したりする。それはクラミジア感染後の反応性関節炎においてたいへんよくみられる症状で，女性よりも男性に症状が多く現れ，尿道から膿や粘液のような分泌液が出たり，膀胱の炎症症状（膀胱炎），下腹部の痛み，頻尿などが起こる。時々尿道炎の症状があまりに軽いために，医師からそのことについて質問しなければならないこともある。

　前立腺炎（男性の前立腺に起きる感染または炎症）は，しばしば尿道炎と連動して発症する。女性は子宮頸管炎になるが，しばしば症状はなく，婦人科的検査をして初めてわかる。

　腸炎後に反応性関節炎を発症する人は，しばしば関節炎の1〜4週間前に発熱や腹痛，下痢などの症状があったと説明する。彼らは時々無菌性の（非感染の）尿道炎である場合もある。

　皮膚の病変は，さまざまな心配の種になり得る。乾癬に似た皮膚の発疹は，足の裏や手のひらに現れる。このような皮膚の発疹は，膿漏性角化症と呼ばれ，しばしば2，3週間で完治するが，医師が処方した薬（クリーム）が必要である。少数の患者には，小さな，浅い，痛みのない潰瘍が舌や口の中の上顎（口蓋）にできるが，2，3日，または数週間の内にこれといった治療をしなくても瘢痕も残らずほとんど治ってしまう。環状亀頭炎と呼ばれる同じような潰瘍が，男性のペニスの先（亀頭）や上皮，または陰嚢などに，女性においては膣などの外性器にときどき現れる。それらはかさぶたになり数週間後には治ってしまう。乾癬にみられるように手や足の爪が変色することはあるが，爪が凹んだり，盛り上がったりすることはない。

付着部炎は，反応性関節炎の重要な特徴であり，腱鞘や粘液包にも炎症が起きる。乾癬性関節炎と同じように足や手の指がソーセージのように腫れ上がるという際だった所見が現れることがある。足首の付着部炎では足の後ろに腫れ，痛み，圧痛が起きる（アキレス腱炎）。足の土踏まずを支えているかかとに付着している部分の腱に炎症（足底腱膜炎）が起きて，しばしばその痛みに悩まされることがある。脊椎に沿った部位，仙腸関節，足首の周り，足の中央部の靱帯組織にも炎症が起きる。乾癬性関節炎と反応性関節炎はたくさんの似通った特徴を持っているので，正確な診断に至るためには時々長い観察期間が必要となる場合がある。

（診断）

診断のための特別な検査がないので，時として診断が難しいことがある。血沈（ESR）はしばしば高くなるが，これは炎症性の病気ではよくあることである。他の検査としては，診察，関節液，便，尿の分泌液の培養検査などが行われる。病状を診断するには注意深く病歴を調べ，診察をする必要がある。引き金となった感染症と関節炎の発症の間には数日の遅れがあるため，患者は2つの出来事に関連があるとは思わずに，前に起きた感染症の事実について医師に話さないことがある。

（予後）

ほとんどの人は治療で病気をうまくコントロールすることができる。病気はしばしばその時期だけに限定され，後に問題を残さずに完治するので，ほとんどの人の予後はよい。そうでない人は，再発を繰り返したり，進行する関節炎の形をとる。例によって繰り返す関節炎や腱炎であり，それらは関節拘縮や筋力低下をもたらす。

仙腸関節炎や脊椎炎のために，背中や首の痛みやこわばりが起きることもある。急性期では，約10％の患者に仙腸関節への罹患がX線で確認できるし，慢性的な場合では，かなりもっと頻繁にみられる。脊椎炎はASの典型である竹様脊椎になることはない。

西ヨーロッパ系の一般の人で，HLA-B27を持っている人は8％であるのに対して，反応性関節炎の患者では70％に及ぶ人がHLA-B27を持っ

ている。他の人種においては，HLA-B27との関連は弱くなっている（たとえば，一般のアフリカ系アメリカ人で，HLA-B27を持っている人は2～3％であるが，反応性関節炎の人の中では，40％に及ぶに過ぎない）。HLA-B27の存在は，特定の臨床状況では診断の助けとして価値があるが，その遺伝子がないからといってその病気を否定することはできない。というのは反応性関節炎の患者の多くは，HLA-B27を持っていないからである。初期の段階ではX線上で仙腸関節炎が確認できないことがよくあるが，B27陽性の患者には背中の痛みやこわばりが現れやすい。B27陽性の人では，病気が慢性化したり，脊椎炎に進展したり，急性虹彩炎との関連もあるようだ。

2. 乾癬性関節炎

　乾癬は特にヨーロッパ系の人の間で，たいへんよくみられる慢性の皮膚疾患で，合衆国人口の2％に及ぶ人にみられる。Tリンパ球によって引き起こされる皮膚細胞（ケラチノサイトと呼ばれる）の異常な増殖があるが，たしかな原因はわかっていない。乾癬では普通かゆみ，乾燥，発赤，赤い皮膚の斑などがみられ，手足の爪が凹んだり，盛り上がったりして変色（爪剥離症）する。

　炎症性の関節炎は，乾癬の患者の10％以上に起きる。約15％において，関節炎は乾癬の発病や診断に先行して起こる。乾癬性関節炎患者の40％に，乾癬や乾癬性関節炎の家族歴がみられ，家族内の研究でいくつかの遺伝子（遺伝学的には遺伝子多型の様式）が関わっていることがわかっている。乾癬はアフリカ系アメリカ人，アメリカ先住民，東南アジアの人々の間では比較的少ない。この病気は男女同じ様に罹り，幼年期に発症することもあるが，普通は30～50歳の間で発症する。

　手指や足趾のソーセージに似た広範性の腫れ（ソーセージ指）が，際だった所見として観察される。靱帯や腱が骨に付着する部分の付着部炎が，かかとの痛みや背中の圧痛の原因となっていることがある。侵された関節のX線には，軽い浸食から重症の骨の破壊，時には関節の癒合がみられる。乾癬性関節炎は5つのタイプに分類されている。

- 主に遠位の小さな手足の指関節が侵される炎症性関節炎
- 四肢関節の2，3が侵される非対称性の炎症性関節炎
- 多数の関節が侵される関節リウマチに似た対称性の関節炎
- 破壊性関節炎，めったにないが，変形が激しく，破壊的な（断節性の）型*
- 仙腸関節や脊椎の関節炎（乾癬性脊椎炎）

　関節炎の型の正確な有病率を明確にすることは難しい。病気のパターンはさまざまな母集団によって違うし，個人の病気の時期によってさえも変化する。重複した特徴が現れる患者もいる。仙腸関節炎は約15％の患者に起こり，約5％の患者には顕著な脊椎炎が起こる。ある患者は結膜炎や急性虹彩炎になることもある。脊椎炎や急性虹彩炎はB27陽性の人にたいへんよくみられる。

3. 腸疾患合併関節炎

　腸疾患合併関節炎は，クローン病や潰瘍性大腸炎の20％に及ぶ患者に起きる。この関節炎は腸の炎症の悪化と相関がある末梢の関節炎の形を取ることが多い。特に潰瘍性大腸炎の場合にはそうである。しかし，4分の1は腸炎の活動性とは関係のない軸性脊椎関節炎（仙腸関節炎だけ，または典型的なASを伴う）を起こす。

　腸の自覚症状がない脊椎関節炎の患者に，症状としては現れないレベルの腸炎の所見が観察されている。追跡調査では，最初は腸炎の症状がない無自覚型であっても，彼らの15～25％は，最終的には臨床的に明らかなクローン病に進行するのではないかといわれている。

＊"破壊的な（断節性）の型"とはムチランス型ともいわれ，多くは関節リウマチの際に起こり，手指の関節や他の大関節が病気によって破壊され，関節が溶けて支持性が極めて悪い状態になることをいう。
訳者注）本書では掌蹠膿疱症性骨関節炎の項目がない。米国では掌蹠膿疱症それ自体が乾癬の1つのタイプとされているため，掌蹠膿疱症性骨関節炎も乾癬性関節炎の中に含まれている。

4. 小児（若年性）脊椎関節炎

　16歳以前に発症するものを，若年性脊椎関節炎と定義する。カナダ，英国，合衆国の小児リウマチ診療登録機関からの最近のデータによると，小児リウマチ性疾患診療所にかかった子どもの約8％は脊椎関節炎であり，明らかにリウマチ性疾患とされた子どもの内の約20％が，脊椎関節炎に罹っていることが示されている。

　小児期のリウマチ性疾患を診断するために改訂されたガイドラインは，小児期の脊椎関節炎を早期に特定するのに役立っている。しばしば慢性炎症性の腰痛，仙腸関節炎，乾癬性の皮膚炎，腸の症状はみられず，後で示すが，未分化型脊椎関節炎が成人期より小児期や思春期に多くみられる。多くの患者には，AS，乾癬，炎症性腸疾患，急性虹彩炎などの家族歴がみられる。これらの脊椎関節炎には，成人のASの発症と全く同様に，HLA-B27との強い関連がある。

　事前に体の外傷や感染がなかったにもかかわらず，鼠径部に断続的な痛みが現れて，その結果，跛行（足をひきずって歩くこと）の症状が現れた子どももいる。他の子どもでは，多発性に付着部炎が現れることもある。ある子どもには，付着部炎と関節炎の症候群が現れる［血清反応陰性付着部炎および関節炎を表すSEA（Seronegative Enthesitis and Arthritis）症候群と呼ばれる］。もし付着部炎が脛骨結節（膝の皿から2.5cmぐらい下の骨の出っ張った部分）に膝蓋腱が付着する部分に起きた場合，それは，オスグッド・シュラッター病といわれる子どもの病気と混同されることがある。しかし若年性脊椎関節炎の子どもは脛骨結節だけではなく，付着部炎のために他の骨の部分にもしばしば圧痛がみられることがある。

　これらの若い人の少なくとも50％は，関節炎が大人になるまで持続（活動）し，さらなるリウマチ科的治療が必要となる。彼らの病気は，背中の痛み，仙腸関節炎，脊椎の動きが制限されるなどの症状を伴った早期発症のASに進化することがある。メキシコにおけるこのような患者の研究では，足の重症な付着部炎が，遺伝的な混血種であるメスチーソという母集団（ほとんどがアメリカ先住民とスペイン人の混血）でよくみられるASの初期症状だということがわかっている。

ライター症候群を含む反応性関節炎は，赤痢菌，サルモネラ，エルシニアなどの腸内感染が引き金となり子どもにも起こることがある。HLA-B27とも関連があるが，関節炎は大人よりも比較的重症ではない。乾癬性関節炎の若年性発症の頻度は高くないが，よく報告されている。

5. 未分化型脊椎関節炎

'未分化型'という用語は，ASの基準に合わない限られた型か初期段階，あるいは前に記した分類可能な脊椎関節炎以外の脊椎関節炎に対して使われる*。未分化型脊椎関節炎は大人にも起きるが，比較的子どもに多くみられる。実際，小児期に発症する脊椎関節炎の少なくとも50％が，未分化型という形で現れる。

病気はほとんど9歳～16歳の男の子に，かかとや他の骨の部分に痛みが起きる付着部炎か，下肢の関節炎（特に膝や足首）で，その他の症状を伴わずに発症する。このような形の関節炎は，数年後には背中の痛みに進行することがある。

始めから背中の痛みやこわばり，動きの制限，あるいは仙腸関節炎の症状や兆候を示すのは，ASやその他の分類可能な脊椎関節炎の子どもの4分の1以下である。これは大人のAS患者と際だった違いである。小さな子どもで仙腸関節だけに兆候が現れたら，仙腸関節の細菌感染の可能性も考えられる。子どもの場合，脊椎関節炎を含む若年性関節炎の現れ方は，白血病や悪性腫瘍の型に似ていることがある。

X線所見の仙腸関節炎は，成人の脊椎関節炎を診断する際の基準の1つになるが，従来のX線で，成長過程にある子どもの仙腸関節炎を確認することは容易ではない。ダイナミックMRIは，脊椎関節炎を疑わせるような症状を持った子どもや思春期の青年を調べるのに有効である。MRIは正常な成長の変化と本来の炎症性の病変を区別することができるうえ，子どもを放射線にさらすこともない。

---

* 「未分化型」は原文の "undifferentiated" の直訳である。日本では分類不能という表現が今まで使われてきたが，本書では原文に則して「未分化型」と訳した。

6. AS 以外の脊椎関節炎の治療

　関節炎を治療するため，最初に使われるのはNSAIDsである．持続性の関節炎や付着部炎には，炎症の起きている部位にステロイドの注射が必要な場合もある．この治療は，少数の関節で痛みや腫れが続く場合に特に効果的である．もし関節炎が2，3週間以内に改善しない場合は，スルファサラジン（サラゾピリン）やメトトレキサート（リウマトレックス）などの薬の追加が必要になる．TNF阻害療法は，従来の治療法が効かない若年性慢性関節炎の患者にはたいへん効果がある．

　炎症がみられる関節を伸ばす毎日の運動（関節がこわばるのを防ぐ）や，筋肉を強化する運動（筋力を付けて，筋肉が衰えたり弱ったりするのを防ぐ）が必要である．局所を温める方法や，温かいシャワーは，体をリラックスさせ，固くなった筋肉をほぐすのに役立つ．温水プールも，痛みを和らげるのに役立つ．関節炎の急性期が過ぎたら，水の中で体に無理がかからない運動（水泳や水中エアロビクス）や，エクササイザー（固定静止自転車）をこぐ運動が，運動能力，筋肉強化，罹患した関節の可動域を改善することに役立つ．関節が重度に損傷された患者には手術が有効である．

（乾癬性関節炎における皮膚炎の治療）

　乾癬には，局所的にステロイドの軟膏やクリームを塗ることや，プーバ療法（PUVA：psoralen-photo-augmented ultraviolet A）と呼ばれる感光性のソラレンを使った後で紫外線Aを当てる治療法や，ビタミンD類似体を使う治療法などが効果的である．乾癬を治療するために，経口のステロイド薬を処方することは，副作用があるので勧められない．特に急激に薬の用量を減らすことは，皮膚炎を再燃させる結果になり得るからである．頑固な乾癬には，メトトレキサートやスルファサラジンが必要な場合もある．シクロスポリン*は，効果的なTNF阻害療法としても使われてきたが，副作用と費用が高価であることから，他の方法では効果がみられない進行性の状態の人に投与されるべきである．

＊シクロスポリンは，T細胞からのインターロイキン-2などの産生，単球からのTNF-αの産生を阻害することにより，細胞傷害性T細胞の活性が抑えられると言われている．

抗生物質による治療は，腸内感染が引き金となって起きている反応性関節炎には効果がないことが報告されている。ひとたび腸炎の引き金が引かれてしまうと，病気の連鎖が起こってしまうようである。しかし，クラミジアの再感染を防ぐ強力な抗生物質は，クラミジアによって発病する反応性関節炎の再発を大幅に減らしてきた。

　反応性関節炎は伝染性のものではなく，引き金となる細菌が引き起こすものである。もし先行する感染が，泌尿生殖器のクラミジア感染のように性交によって伝染するものなら，患者の性的パートナーにも同時に抗生物質の治療を受けることを勧めなければならない。このことが感染を根絶するのに役立つし，少なくとも他の人への伝染を防ぐことになる。

(NSAIDs が効かない患者に対するスルファサラジンとメトトレキサートの使用)

　スルファサラジンは，炎症性腸疾患や乾癬対して，関連する関節炎がない場合にさえ効果がみられるため，これらの病気に関連のある脊椎関節炎に特に有効である。

　末梢関節への罹患がみられて，NSAIDs やスルファサラジンが効かない重症の脊椎関節炎の患者には，経口によるメトトレキサート（リウマトレックス）療法が効果的である。アザチオプリン（イムラン）のような免疫抑制剤も，従来の治療の効果がない慢性炎症性関節炎の治療にも使われている。スルファサラジンや免疫抑制剤は，比較的遅効性の抗リウマチ薬なので，患者は早期の効果を期待していけない。さらに NSAIDs とは違って，これらの薬は痛みを生み出している元の炎症をコントロールすることで，痛みを和らげる効果はあるけれども，痛みそのものを取る薬ではない。

　炎症性腸疾患の患者は，腸疾患の症状がひどく再燃するのを抑えるために，ステロイドの浣腸や経口のステロイド剤さえ必要な場合もあるし，消化器科専門医による定期的な診察を受ける必要もある。特にクローン病などの重症の慢性炎症性腸疾患には，インフリキシマブ（レミケード）が非常によく効き，関連する関節炎や脊椎炎もかなりよく抑えることができる。

[付録1]　　強直性脊椎炎の組織

国際組織

強直性脊椎炎国際機構（ASIF）は，ASや関連する病気の人のための世界的な国立自立団体組織である。これらの病気に対する社会的意識や知識を世界中に広げるために，1988年に設立され，インターネット上にホームページ（http://www.asif.rheumanet.org）を持っている。

ASIFの目的：
- 団体メンバー間での情報や経験の交換
- 国際的調査計画への協力
- 団体メンバーの雑誌出版記事の交換
- 新設団体設立への支援
- AS団体がまだ設立されていない国々のAS患者との交流を確立

各国または地域組織

さまざまな国々にこのような支援団体や組織がたくさんある。

組織の目的：
- ASや関連する病気の患者に身体的精神的な健康をもたらすよう貢献する
- それぞれの国に管理された運動や娯楽療法団体を組織する
- 患者間の経験を交換できるよう調整する
- 患者が社会から孤立することを防ぐ
- 病気に関連した社会的，医学的，仕事に関する問題に関して患者にアドバイスする
- 医者や連携する医療専門家との協力
- 法律や健康サービスを含む社会における患者の関心に答える
- 病気に関する科学的調査を促進し，奨励する

・それぞれの国や地域で社会的関心を高め，病気の知識を広める

　これらの団体を以下に記す．しかしアドレス（ホームページやEメールアドレスを含む）や電話 FAX 番号は時々変わることがあるので，最新の情報は ASIF 管理によるインターネットホームページ（http://www.asif.rheumanet.org）を見て欲しい．有用な情報は http://www.spondylitis.org（合衆国基盤の），http://www.nass.co.uk（英国基盤の）のようなインターネットのホームページで入手することもできる．これら下記に挙げた支援団体の多くは，熱心な患者の協力を集め，ASやそれに関連した病気についての情報，冊子，パンフレットを AS の患者やその家族に提供している．それらの多くは車の広角鏡など有用な品物を始め，就労環境，保険の必要性，仕事，運動等々についてのアドバイスも提供する．

Australia

Ankylosing Spondylitis Group of New South Wales
PO Box 95, Artarmon, New South Wales 2064
Tel. (0061) 2 9412 2505
Email: asgroupnsw@ozemail.com.au

Ankylosing Spondylitis Group of Queensland
PO Box 7366, East Brisbane, Queensland 4169
Tel. (0061) 7 3391 4689
Email: asgroupld@arthritis. org.au
Internet homepage: *www.arthritis.org.au/asgroup.*

Ankylosing Spondylitis Group of Western Australia
35 Wesley Street, Balcatta, Western Australia 6021
Tel. (0061) 9 344 5857

Austria

Österreichische Vereinigung Morbus Bechterew (ÖVMB)
Obere Augartenstr. 26-28, A-1020 Wien

Tel. (Mi 15-17h) and Fax: (0043) 1 33 22 810
Email: gesch@bechterew.at
Internet homepage: *www.bechterew.at*

Belgium (Flanders)

Vlaamse Vereniging voor Bechterew-patiënten (VVB)
c/o Leopold Bogaert, Pinksterbloemhof 16, 8300-Knokke-Heist
Tel. (0032)50 51 28 30
Email: coby@village.uunet.be

Canada

Ankylosing Spondylitis Association of Britisah Columbia (ASABC)
2532 Western Avenue, North Vancouver, BC, Canada V7N 3 L1
Email: painsolv@smartt.com

Manitoba Ankylosing Spondylitis Association
c/o Lorne Ferley, 19 Carolyn Bay, Winnipeg, Manitoba, Canada R2J 2Z3,
Tel. (001-204) 256-53 20, Fax (001-204) 231 19 12

Ontario Spondylitis Association (OSA)
393 University Avenue, Suite 1700, Toronto, Ontario, Canada M5G 1E6
Tel. (001-416) 979-7228, Fax (001-416) 979-8366
Email (Arthritis Society): jwright@on. arthritis.ca
Internet homepage of Arthritis Society: *www.arthritis.ca*

Croatia

Hrvatsko društvo za ankilozantni spondilitis (a section of Croatian League against Rheumatism)
Prof. Ivo Jajic, Vinogradska c. 29, HR-10000 Zagreb
Tel. (00385-1) 37 87 248, Fax (00385-1) 37 69 067

Czech Republic

Klub bechtěreviků

c/o Revmatologicky ústav, Na Slupi 4, 128 50 Praha 2

Tel./Fax (00420-2) 69 13 870

Internet homepage: *www.radio.cz/rhs/klubb*

Denmark

Landsforeningen af Morbus Bechterew Patienter

v/ Advokat Per Lignell, Rosenvænget 58, DK-8362 Hørning

Tel. (0045) 86 92 33 00, Fax (0045) 86 92 30 65,

Email: plignell@post3.tele.dk

Germany

Deutsche Vereinigung Morbus Bechterew (DVMB)

Metzgergasse 16, D-97421 Schweinfurt

Tel. (09721) 22033, Fax (09721) 22955

Email: dvmb@talknet.de,

Great Britain (UK)

National Ankylosing Spondylitis Society (NASS)

PO Box 179, Mayfield, East Sussex TN20 6ZL

Tel. (0044-1435) 873527, Fax (0044-1435) 873027

Email: nass@nass.co.uk,

Internet homepage: *www.nass.co.uk*

Hungary

Mozgákorlátozottak Egyesületeinek Országos Szövetsége, Bechterew section

c/o Dr.-Ing. Majtényi Sándor, Zrinyi utca 109/B, H-1196 Budapest

Tel. + Fax (0036-1) 280 38 30

Ireland

Ankylosing Spondylitis Association of Ireland (ASAI)

c/o Mr. Seoirse Smith, 6 Falcarragh Road, Gaeltacht Park, Whitehall, Dublin 9

Tel. (+353-1) 83 76 614

Email: seopax@oceanfree.net

Italy

Associazione Italiana Spondiloartrite Anchilosante (A.I.Sp.A)

c/o Favio Fornasari, Via Elisabetta Sirani, 3/2, I-40129 Bologna

Tel./Fax (0039-51) 37 23 23

Japan

Japan Ankylosing Spondylitis Club

c/o Dr. inoue Hisashi, 1-11-5, Shinkawa Mitaka-shi, Tokyo 181-0004

Tel. (0081-422) 45-79 85, Fax (0081-422) 49-68 17

Netherlands

Nederlandse bond van verenigingen van patiënten met reumatische aandoeningen, Commissie Morbus Bechterew

Postbus 1370, 3800 BJ Amersfoort

Tel. (0031-33) 61 63 64, Fax (0031-33) 65 12 00

Norway

Norsk Revmatikerforbund (NRF)/Bekhterev

Postboks 2653 Solli, N-0203 Oslo

Tel. (0047) 22 55 72 16, Fax (0047) 22 43 12 51

Email: nrf.adm@rheuma.no,

Internet homepage: *www.rheuma.no*

Portugal

Associação Nacional da Espondilite Anquilosante (ANEA)
Rua Fernando Ribeiro, n: 57, P-2645-094 Alcabideche
Tel. (00351-21) 46 02 511, Fax (00351-21) 46 02 509
Email: anea@mail.telepac.pt
Internet homepage: *www.terravista.pt/mussulo/2553*

Slovenia

Društvo za ankilozirajoči spondilitis Slovenije (DASS)
c/o Marjan Hudomalj, Parmova 53, SI-1000 Ljubljana
Tel. (00386-61) 159 30 21, Fax (00386-61) 159 35 02
Email: dbiass@guest.arnes.si

Spain

Coordinadora Nacional de Espondilitis anquilosante
c/o Liga Reumatológica Española (LIRE), C/ Cid 4-1º, Apartado 112,
E-28001 Madrid
Tel. (0034-1) 914358132 und (0034-1) 902113188
Email: fepamic@mx2.redestb.es
Asociación Cordobesa de Enfermos Afectados de Espondilitis (ACEADE)
Apartado de Correos 762, E-14080 Córdoba

Sweden

Bechterewreumatikernas Intresseorganisation (BERI)
Seglaregatan 29 / Box 12031, S-402 41 Göteborg
Tel. (Mo-Fr 10-15) (0046-31) 147 147, Fax (0046-31) 122 305

Switzerland

Schweizerische Vereinigung Morbus Bechterew (SVMB)
Röntgenstr. 22, CH-8005 Zürich
Tel. (0041-1) 272 78 66, Fax (0041-1) 272 78 75

Email: mail@bechterew.ch
Internet homepage: *www.bechterew.ch*

Singapore

Singapore Ankylosing Spondylitis Club (SASC)
c/o National Arthritis Foundation, 336 Smith Street, #06-302 New Bridge Centre, Singapur 050336
Tel. (0065) 227-97 26, Fax (0065) 227-02 57

Taiwan

Ankylosing Spondylitis Caring Society of R.O C.
Dr Hwa-Chang Liu, Department of Orthopaedic Surgery, National Taiwan University Hospital, 7 Chung-Shan South Road, Taipei
Tel. (00886-2) 397 08 00 Ext. 5688, Fax (00886-2) 395 69 88
Email: wei3228@ms3.hinet.net
Internet homepage: *www.ascare.org.tw*

Ukraine

Society of Patients with Ankylosing Spondylitis (Bechterew's disease),
Bechterew group in Solotonosha
c/o Osirskij Viktor Dmitrijewich), Boulevard Gagarina 13/8, Solotonosha, Ukraine 258100
Tel. (+380-475) 83 34, Fax (+380-475) 2172

USA

Spondylitis Association of America (SAA)
PO Box 5872, Sherman Oaks, CA 91413
Tel. (001-818) 981-1616, Fax (001-818) 981-9826
Email: info@spondylitis.org
Internet homepage: *www.spondylitis.org*

Research organizations (研究組織)

Anyone interested in research studies in North America can contact the following organizations:
Spondylitis Assocciation of America (SAA)
PO Box 5872, Sherman Oaks, CA 91413
Tel. (001-818) 981-1616, Fax (001-818) 981-9826
Email: info@spondylitis. org,
Intermet homepage: *www.spondylitis. org*
North American Spondylitis Consortium (NASC)
Internet homepage: *www.asresearch.org*

In Europe research studies into AS have also been under way for some years. Interested families there can contact the following organizations:
Wellcome Trust Centre for Human Genetics, Oxford, England
Consortium Européen pour les études génétiques et immunogénétiques de la Spondalarthrite Ankylosante et des autres Spondylarthropathies with research partners in Belgium, Finland, France, Germany, Great Britain, Italy, Portugal, and Sweden.

Internet-based rheumatology education (リウマチ学教育)

www.rheuma21st.com
http://rheuma.bham.ac.uk
www.nlm.nih.gov/medlineplus

日本における患者さんへの情報

患者会

日本 AS 友の会

会　　長　　田中健治
事務局長　　井上　久
事務局住所　〒181-0004
　　　　　　東京都三鷹市新川 1-11-5 井上久気付
　　　　　　Fax　0422-49-6818
友の会 URL　http://www5b.biglobe.ne.jp/~asweb/

(日本国内の専門医の名簿は巻末 134 ページを参照)

[付録2] 　　　用　語　解　説

アキレス腱炎（Achilles tendinitis）　アキレス腱の炎症。ふくらはぎの下の端のかかとの骨に入る部分に腫れや圧痛が起きる。

アミノ酸（amino acids）　ペプチドやタンパク質のかたまりを形成する小さな有機分子。

アミロイド（amyloid）　慢性の炎症性疾患に続いて，さまざまな細胞や器官にしばしば沈着するタンパク質様の線維物質。

胃潰瘍（gastric ulcer, stomach ulcer）　胃の内壁の潰瘍。

異型接合体と同型接合体（heterozygote and homozygote）　人は両親からそれぞれのHLAの遺伝子座に2つの対立遺伝子を受け継ぐ。たとえばある人は1人の親からHLA-B27を受け継ぎ，もう1人の親からはHLA-B8を受け継ぐかもしれない。ほとんどの人は両親から同じ遺伝子（ある遺伝子座に属する）を受け継ぐことはなく，それは異型接合体と呼ばれる。たとえばHLA-B27という同じ遺伝子を両親から受け継いでいる人は，HLA-B27の同型接合体と呼ばれる。

胃腸管（gastrointestinal tract）　食道，胃，十二指腸，回腸，大腸，結腸を含む消化管。

遺伝カウンセリング（genetic counseling）　遺伝的な真実を人々に知らせること。その内容（病気のリスク）を知ることにより，人々が決定することに役立つ。

遺伝子（gene）　タンパク質をつくる働きをするDNA分子の部分。遺伝にかかわる基礎的な単位。遺伝子の中のすべての情報（遺伝子情報）は親から子へ受け継がれる。

遺伝子座（locus）　染色体上の遺伝子の正確な位置。

遺伝子マーカー（genetic marker）　人の病気や特性を特定したり，家族内で遺伝的性質を追跡したりするのに使われる遺伝子。

内側の（medial）　内側（外側の反対として）。手管根症候群で圧迫される正中神経と混同しないこと。

HLA　人白血球抗原。これらは人それぞれで違う細胞表面のタンパク質で，血液検査で調べることができる。それらは組織抗原，または組織適合

性抗原とも呼ばれ，理想的には臓器の提供者（ドナー）と受容者のHLAが適合していなければならない。そうでなければ移植された臓器が，自分ではない「異物」と見なされ，拒絶されてしまうからである。HLAは免疫組織の働きと関連がある。それらは自分自身または外部由来（たとえばウイルス）のペプチドを，体が病気と闘うのを助けるTリンパ球や免疫組織の他の細胞のために提示する。それらはHLAクラスⅠとクラスⅡという2つの大きなタイプに分けられる。それらの遺伝子は第6染色体の位置にあり，その遺伝子座にはA，B，C，Dなどの文字が当てられている。

HLA-B27 27番があてられたHLAクラスⅠ分子。その遺伝子はB座に現れる。たとえばASに対するHLA-B27や関節リウマチにおけるHLA-DR4のように，特定の病気に罹りやすくなる多くのHLA抗原が存在する。

H2ブロッカー（H2-blockers） 胃酸過多，胸焼け，潰瘍の痛みに使われるシメチジン（タガメット），ラニチジン（ザンタック），ファモチジン（ペプシッド）等の薬。それらはヒスタミン2型の信号をブロックすることによって，胃から生産される酸の量を減らす作用があるのでそう呼ばれている。

X線撮影，X線写真，X線像，放射線医学の（radiography/radiograph/radiogram/radiologic） X線撮影（レントゲン撮影）は，X線の助けを借りて写真を撮る方法で，X線撮影または単にX線という用語は写された写真に対しても使われる。X線像はX線撮影によって取られた像に対しての正しい名前。

NK（ナチュラルキラー）細胞（natural killer cells） 癌や感染された細胞を，攻撃したり殺したりするキラーT細胞のように特異的ではないリンパ球。それらは攻撃したり殺したりするために，特殊な抗原を認識する必要がなく，ナチュラルキラーと呼ばれる。

NSAIDs（非ステロイド性抗炎症薬）（non-steroidal anti-inflammatory drug） 痛みや炎症を抑える非コルチゾン，非中毒性（非麻薬性）薬。痛みや関節炎の治療に使われる。

MRI 磁気共鳴画像法を参照。

エルシニア（Yersinia）　腸内感染や下痢を引き起こすたくさんの違った種類からなる細菌群。エルシニア，サルモネラ，赤痢菌，キャンピロバクターなどによる腸内感染は，反応性関節炎にもっともよくみられる引き金である。

遠位（distal）　体幹から遠くの位置。たとえば手は腕の遠位にある。反対は近位。

炎症（inflammation）　傷ついたり，病気になったりした時の組織の反応で，痛み，腫れ，発赤，熱といった4つの兆候で特徴づけられる。急性（やけどや痛風性関節炎など）と慢性（関節リウマチや結核のような慢性感染）がある。

炎症性腸疾患（inflammatory bowel disease）　慢性（長く続く）炎症性の腸の病気。たとえば潰瘍性大腸炎やクローン病など。

オスグッド・シュラッター病（Osgood-Schlatter's disease）　膝蓋骨（膝の皿）から2.5cmぐらい下にある骨の出っ張った部分を脛骨結節といい，膝蓋骨からの靱帯がついている。この部位に局部的な痛みや圧痛が起きる子どもによくみられる炎症。小児のASや脊椎関節炎の際に，この病気（オスグッド・シュラッター病）とされることがある。

外上顆炎（epicondylitis）　肘の骨が突き出た部分（上顆）の付着部炎で，内側（ゴルフ肘）か，外側（テニス肘）に起こる。

回腸（ileum）　小腸の主な部分（小腸参照）。

潰瘍（ulcer）　口や胃等の体の部分の内壁にできる表面のただれ。

潰瘍性大腸炎（ulcerative colitis）　大抵は結腸や直腸を含む腸の内壁にできる炎症性の病気（炎症性腸疾患参照）。

核（nucleus）　遺伝子コード（染色体内の）を含んだ生きた細胞の中にある中央の管理組織体。細胞の生命組織を維持したり，細胞の成長や再生の命令を出す。

家族性の（familial）　家族の複数が罹る傾向がある病気や特徴（遺伝的な特徴）を示すのに使われる言葉。

滑膜（synovium）　関節包の内側を覆っている厚い膜（通常1つか2つの細胞の厚い層）。関節軟骨をなめらかにしたり，栄養を送ったりす

る滑液を産生する。

滑液包炎（bursitis） 滑液包（粘液包）の炎症。

滑膜炎（synovitis） 滑膜の炎症で起こる関節の炎症。この結果，関節炎が起きる。

可動域（range of motion） 関節の動く範囲。可動域を確保する運動は，筋肉，腱，靱帯，関節の柔軟性や動きを増したり，維持したりすることを助ける。

化膿性関節炎（septic arthritis） 1つかそれ以上の関節の細菌感染。迅速な診断と治療が求められる。

関節（joint） 2つの骨をつなぐ所。関節は軟骨，関節腔，線維性の包，関節の内層（滑膜），靱帯から出来ている。

関節炎（arthritis） 文字通り関節の炎症を意味し，100以上の関節病で使われる。それらの中で体の他の部分も侵すものもある。

関節鏡検査（arthroscopy） 生検を行う場合などには関節鏡と呼ばれる光ファイバー器具を通して関節の内部を見ることが行われる。

関節形成術（arthroplasty） 関節を良好な状態にする外科的処置。関節の一部分の摘出や人工関節に置換することなど。

関節固定（arthrodesis） 手術によって行うか，自然におこる関節の癒合。

関節穿刺（arthrocentesis） 関節に針を刺して検査のために関節液のサンプルを取ること。時々治療の一環として関節液すべてを吸い出すこともある。

関節痛（arthralgia） 関節の異常が外側に現れない関節の痛み。

関節（腔）内の（intra-articular） たとえば関節内注射というように「関節の中に」ということ。

関節包（capsule） 2つの隣接する骨の端をつなげた関節を形成する厚い膜。内側は関節液をつくる滑膜で覆われている。

関節リウマチ（rheumatoid arthritis） 滑膜や関節の内側に炎症性の変化が引き起こされる慢性の全身性疾患。その結果として痛み，腫れが引き起こされ，最終的には軟骨や，軟骨下骨の破壊によって罹患した関節の機能が失われたり，変形が起こる。この病気は体の他の部位に

も及ぶことがある。かつては慢性多発性関節炎とも呼ばれていた。男性より女性に多くみられ，患者の少なくとも70％は血液検査でリウマトイド因子が陽性を示す。

乾癬（psoriasis） よくみられる慢性皮膚疾患。白人種は他の人種よりも頻繁にみられ（人口の2％），肘，膝，頭皮に赤い鱗片状の病変ができ，爪の異常を引き起こすこともある。

乾癬性関節炎（psoriatic arthritis） 乾癬に関連した関節炎。乾癬患者の10％以上にみられ，さまざまな形で起こる。

漢方医学（traditional Chinese medicine）（TCM） 瞑想，薬草療法，栄養療法，身体を元気にする運動，マッサージ，鍼治療を含む古来からある中国の医学体系（鍼治療，代替的で補完的な治療法を参照）。

気（Qi） 生命のエネルギーや生命力を表す中国の用語。「キ」と発音する（鍼参照）。

キャンピロバクター（Campylobacter） 細菌の種類。この細菌の腸内感染は反応性関節炎に罹りやすい感受性を持った人々には引き金となりうる。

強直（ankylosis） 線維性または骨性の癒合（ASにみられるように）。

強直性骨増殖症（ankylosing hyperostosis） フォレスティール病またはびまん性特発性骨増殖症とも呼ばれる（DISH）。脊椎に沿った部分や他の場所（付着部）に，過剰に新しい骨が形成される。そのためにASと混同されるような脊椎のこわばりが現れる。

強直性脊椎炎（ankylosing spondylitis） 主に軸性骨格（仙腸関節や脊椎）に起きる炎症性の関節炎疾患であるが，肩や股関節，頻繁ではないが末梢の関節も侵されることがある。慢性的な背中の痛みが起こり，脊椎がこわばるようになる。罹患した患者の多くはHLA-B27の遺伝子を持っている。

近位の（proximal） 体幹にもっとも近い四肢の部分。たとえば肩関節は上端の近位を形成する（反対は遠位の）。

筋膜（fascia） 筋肉や他の器官を取り囲む厚い膜。

筋膜炎（fasciitis） 筋膜の炎症。

くも膜炎（arachnoiditis） 脊柱管を通っている脊髄や脊髄神経根を覆っ

ている膜の線維症（瘢痕）。慢性的な背中や下肢の痛みや神経学的な機能障害を引き起こす神経根の絞扼が起きる。脊椎手術の後に起こることがあり，以前はX線の造影剤の使用と関係があった。非常にまれであるが，ASにおいては明らかな理由もなく脊柱管の下端に起こることがあり，この病気の馬尾症候群の原因となっている。

クラミジア・トラコマティス（Chlamydia trachomatis） 泌尿生殖器系の感染を引き起こす細菌。この感染症は合衆国において反応性関節炎の引き金としてより高頻度に確認されている。

クローン病（Crohn's disease） 小腸の下の部分（回腸）や結腸が侵されることがほとんどだが，胃腸系全体が侵されることもある慢性炎症性の腸の病気（回腸炎または限局性腸炎とも呼ばれる）。

クロストリジウム・ディフィシル（Clostridium difficile） 健康な人の大腸から分離されることもある細菌で，抗生物質を摂取した時に偽膜性腸炎と呼ばれる病気を引き起こす。時々反応性関節炎の引き金にもなる。

結合織炎（fibrositis） 線維筋痛症を以前は結合織炎と呼んでいた。現在，この言葉は使われない。

血清反応陰性関節炎（seronegative arthritis） 血中のリウマトイド因子と呼ばれる自己抗体の出現と関連がない関節炎。ASやそれに関連した脊椎関節炎のほとんどの患者は，この自己抗体を持っていない。そのためこれらの病気は血清反応陰性関節炎の実例ということができる。一方，関節リウマチでは約25％の患者が血清反応陰性である。

血沈（erythrocyte sedimentation rate）（ESR） 炎症を探したり，炎症の程度を調べたりする血液検査。

結膜炎（conjunctivitis） ピンクアイとして普通知られている。瞼の内側を覆う表面の柔らかい皮膜と白眼の炎症。

腱（tendon） 筋肉が骨に付着する部分の線維組織の丈夫な索または帯。

腱炎（tendonitis） 腱の炎症。

硬化性腸骨炎（osteitis condensans ilii） 仙腸関節の腸骨側の骨密度が増すこと（骨硬化症）。原因はよく分かっていない。ほとんどは症状がない。レントゲン所見で仙腸関節炎と混同されることがある。

抗原（antigen）　体が抗原を異物または有害なもの（侵入してきたウイルスや細菌から）と見なすことからそれを取り除こうとして抗体を生み出すような体の免疫システムを引き起こす物質。

抗原提示細胞（antigen-presenting cell）　異物を摂取して処理する細胞（たとえば侵入してきたウイルスや細菌から）。その結果生じた抗原の断片（小さなペプチド）を，抗原に対して特異的に反応するT細胞を活性化させるために細胞の表面に提示する。

拘縮（contracture）　関節炎や長い間動かないでいることによって罹患した関節が自由に動きにくくなること。筋肉が萎縮したり，弱くなったりすることにも関連する。

酵素（enzyme）　体内の生化学的過程を促進するために働くタンパク質。食べ物の消化を助けるために腸内で産生される酵素などがある。

抗体（antibodies）　免疫性を与える白血球（形質細胞とBリンパ球）によって産生されたタンパク質。

コーチゾン（cortisone）　副腎によって作り出される天然のホルモン。時々誤ってコルチコステロイドとの別名として使われる。

コーピング（coping）　ストレスの多い状況に伴う心理的な過程。

骨格筋（skeletal muscles）　骨格を動かす筋肉。すなわち関節を動かす。

骨棘（osteophyte）　変形性関節症や椎間板の変性疾患で，骨の縁に骨が成長した像がみられる（X線でみられる）。

骨粗鬆症（osteoporosis）　加齢と共にみられるミネラル分の減少によって起こる病気。麻痺のような状態とも関連があり，ステロイドの長期使用によっても起こる。

骨軟化症（osteomalacia）　ビタミンDの欠乏が原因で骨がやせる疾患。骨粗鬆症と間違われたり，脊椎炎と混同されたりもする。子どもの骨軟化症は「くる病」と呼ばれる。

骨盤（pelvis）　体幹の一番下にある骨の構造物。「骨盤の」という用語は骨盤に付属し，関係しているものに使われることが多い。

コラーゲンと結合組織（collagen and connective tissue）　内臓，靱帯，腱，軟骨，骨，皮膚などを含む体の中心的な部分を形成する線維質のタンパク質や支える構造物の集まり。

細隙灯（slit lamp）　目の中の炎症やそのほかの病気を調べるために眼科でよく使われる機材。

サイトカイン（cytokine）　白血球で作られる溶解性のタンパク質で，免疫組織におけるさまざまな細胞の活動を刺激したり，抑制したりする細胞間のメッセンジャーとして動く。通常は各種のサイトカインの間で極めて微妙なバランスが保たれている。

細胞質（cytoplasm）　中央の核の周りにある細胞内の液体の部分。細胞質には，ミトコンドリアや他の構造物，そして，普通のタンパク質を形成したり，分泌したり，そのほかの細胞の機能を果たす構成要素等が含まれる。

サフォー症候群（SAPHO syndrome）　滑膜炎，尋常性痤瘡，掌蹠膿疱症，過骨症，無菌性骨髄炎などの主な症状からそう名付けられた。仙腸関節や脊椎を含む多くの部位の無菌性（感染の証拠がみられない）骨壊死が原因で起こる。多くの異なった病名で知られているが，SAPHO症候群がもっとも一般的である。

サルモネラ（Salmonella）　腸チフスを含むサルモネラ症と呼ばれる腸内感染や下痢を引き起こすたくさんの違ったタイプからなる細菌群。サルモネラ，赤痢菌，エルシニア，キャンピロバクターによる腸の感染が，とりわけ開発途上国においては反応性関節炎のもっともよくみられる引き金になっている。

CD4＋（CD8＋）Tリンパ球（T lymphocytes）　これらのT細胞はCD4またはCD8になりうる細胞表面分子（CD）マーカーとして知られるマーカーを表面に運ぶ。そのCD4＋T細胞はヘルパーT細胞としても知られていて，抗体反応を組織する役目をする。また，CD8＋T細胞は細胞毒（細胞を破壊する）またはサプレッサーT細胞と呼ばれ，感染した細胞を標的とする細胞性免疫に関係する。

C反応性タンパク（C-reactive protein）（CRP）　炎症を探したり，炎症の程度を調べたりするのに使われる血液の測定。

ジェネリック名（generic name）　商品名を参照。

磁気共鳴画像法（magnetic resonance imaging）　放射線を使わないで，レントゲンの画像より鮮明に軟部組織の写真が撮れる方法。

子宮頸管炎（cervicitis）　膣につきだした子宮の一部である子宮頸管の炎症。

軸性関節炎（axial arthritis）　脊椎やその近くの関節炎をいう。特に仙腸関節は脊椎の近傍にある。ASにおいては末梢関節炎（四肢）と対比される。

自己免疫疾患（autoimmune disease）　免疫機構が自分自身の細胞を異物と勘違いして攻撃したり破壊したりする病気。

四肢ガードル関節（limb girdle joints）　股関節と肩関節。

疾患（disorder）　病気の同意語。

若年性慢性関節炎（juvenile chronic arthritis）　少なくとも3ヶ月以上続く原因がはっきりしない16歳以下の子どもの関節炎で，最近では若年性特発性関節炎と好んで使われる。

十二指腸（doudenum）　小腸の最初の部分。内壁にできた潰瘍は十二指腸潰瘍と呼ばれる。

ショイエルマン病（Scheuermann's disease）　思春期に起きる非炎症性の脊椎疾患。時に胸椎の椎間板への関与がみられる。しばしば痛みはないが猫背になる。

消化性潰瘍（peptic ulcer）　胃（胃潰瘍）または十二指腸（十二指腸潰瘍）の内壁の粘膜がただれて崩れ，欠損を生じた状態。「消化性」という言葉はタンパク質を分解する酵素であるペプシンが存在する胃や十二指腸に関係する。潰瘍は胸焼けとも関連がある食道の下の部分にできることもある。

障害（disability）　健康（状態）において，「障害」とは日常の動作，あるいは正常と考えられる範囲において活動することが制限されたり，欠如（欠陥のために）したりすること（WHO，1980参照）。

症候群（syndrome）　一緒に起きてくる特定の病気を示す症状や兆候の集合。

少数関節炎（oligoarthritis, pauciarthritis）　4ヵ所までの関節の炎症。もっとたくさんの関節への関与があれば，その病気は「多発性関節炎」と呼ばれる。

小腸（small intestine）　ほとんどの消化が行われる約6mある管状の器

官。十二指腸（胃につながっている），空腸，回腸（大腸につながって終わる）の3つの部分から成っている。

ショーバーテスト（Schober's test） 腰椎が前に曲がる能力（柔軟性）を調べる検査（図5gと解説を参照）。

商品名（brand name） 薬の商品名（トレードマーク）は効果のある成分を示す一般名（ジェネリック名）とは違い，規制局の同意の下で製造者によって名付けられる。たとえばセレコキシブはセレブレックスという商品名の薬の一般名である。商品名は大文字で始まるが，一般名はそうではない。薬の商品名で，同じ有効成分が含まれている場合，一般名と同じ名前が付けられることがある。モートリンとアレブは両方とも商品名であり，一般名の薬イブプロフェンのこと。

除去ダイエット（elimination diet） 特定の食べ物を取らないようにすること。

食中毒（food poisoning） 有害な細菌で汚染された食べ物を口にすることで引き起こされる急性の胃腸系感染症で，下痢，腹部不快感，けいれん，発熱を伴う症状が起きる。

食道（esophagus） 飲み込んだ食べ物が通る口から胃までの管のような通り道。

神経学の（neurological） すべての体の機能を監督し，管理する神経組織に関連したこと。

神経伝達物質（neurotransmitters） たとえば痛みなどの外部からの刺激や感覚についての情報を取り次ぐ脳内の神経衝動を刺激したり抑制したりする生化学的物質。

神経ホルモン（neurohormones） 機能や構造を変えることができる体の神経系統にある組織によって産生される生化学的な物質。または組織や器官の活動を命じる。たとえば神経伝達物質。

靱帯（ligament） 骨と骨を結びつける伸縮性のある丈夫なひものような帯。関節が過度に動くことを制限し，安定性を与える。

靱帯棘（syndesmophytes） ASに特徴的である隣接した脊椎本体の端に骨状の橋が造られる靱帯の骨性沈着（骨化）。それらは水平に伸びる骨棘（変形性椎間板疾患にみられる）とは違い，垂直方向に伸びる。

（注：この用語は今まで日本では使われる頻度が少なかった。syndesmoは靭帯のことであり，phyteは棘を意味する。）

水中療法（hydrotherapy）　プール（通常は温水）の中で行う理学療法。

ステロイド（steroids）　さまざまな関節炎や皮膚疾患，腸疾患など多くの病気の過程で起こる炎症や過敏症を軽減するコーチゾンなど，それに関連する合成物のグループ。

スルファサラジン（surfasalazine）　遅効性抗リウマチ薬参照。

生検（生体組織検査）（biopsy）　検査のために小さな組織の標本を取ること。

生物学的反応修飾物質（biologic response modifiers）　略して生物学的薬剤とも呼ばれる薬。インフリキシマブ（レミケード）やエタネルセプト（エンブレル）などのTNF阻害薬が含まれる。

脊柱後弯症（kyphosis）　脊椎が前（弓なり）に曲がること（円背変形）。

脊柱側弯症（scoliosis）　非炎症性の脊椎の回旋変形。側方弯曲をきたす。

脊椎関節炎と脊椎関節症（spondyloarthritis and spondyloarthropathy）　ASや関連する病気がこの用語に分類される。これらの病気は臨床的にはある程度の類似点を持ち，HLA-B27の遺伝子を持った人がより多く発病する。

脊椎症（spondylosis）　変形性の椎間板疾患のように加齢と共に起き，非炎症性に脊椎が変形する（摩耗，断裂）病気。

脊椎すべり症（spondylolisthesis）　ある椎体が直下の椎体より前方に滑ってずれることから脊椎の配列が悪くなるもの。

赤痢（dysentery）　血液や粘液がたくさん混じった下痢を引き起こす感染性の腸の病気。高度の下痢のために腹痛，腹部のけいれん，発熱，高度の下痢による脱水症状を伴う。赤痢菌による腸内感染が原因であることが多く，時に反応性関節炎の引き金にもなる。

赤痢菌（Shigella）　細菌性赤痢と呼ばれる病気を引き起こす細菌群で，高熱や時々血の混じった急性の下痢（赤痢）を伴う。赤痢菌による腸内感染は反応性関節炎の引き金になる。

石灰化（calcification）　チョークのような（石灰化した）物質が組織に

沈着し，骨の形成を導く。
セリアック病（celiac disease）　小麦の中にあるタンパク質を消化したり吸収したりできなくなり，小腸の内壁が傷つき，食物から栄養が上手に吸収できなくなる。グルテン不耐性，または非熱帯性スプルーとも呼ばれる。
線維筋痛症（fibromyalgia）　主に女性に起きる複合的な慢性疼痛症状。特定の部位の圧痛点を伴っており，広範囲にわたる筋骨格系の痛みと疲労感で特徴づけられる。しばしば熟睡できないという睡眠障害を伴う。
線維輪（annulus fibrosus）　椎間板の外側にある丈夫な線維性の層。
仙骨（sacrum）　骨盤の重要な骨である。頸椎から腰椎までがその上に乗って，楔のような形をしている。左右の腸骨と関節を形成しており，左右腸骨との関節を仙腸関節という。
染色体（chromosome）　遺伝子を含んだ細胞の核の中にある糸のような構造物。人間の細胞の核の中には46の染色体があり，それらの内の22本は対になっていて，1から22の番号が付けられている。残りの2つの染色体は人の性を決定するXまたはY染色体である（性染色体）。男性はX染色体とY染色体を1つずつ持ち，女性は2つのX染色体を持っている。
選択的エストロゲン受容体モジュレーター（selective estrogen receptor modulators）（SERM）　骨粗鬆症の治療に使われる薬。エストロゲンの効果と似ているが，組織に対して選択的に働く。
仙腸関節（sacroiliac joints）　仙骨と腸骨という骨盤の骨の間にある関節で，両側の腰，それぞれの側に1つずつある2つの関節（図4参照）。
仙腸関節炎（sacroiliitis）　仙腸関節の炎症。両側仙腸関節炎はASの目安。
ソーセージ指（sausage digit）　腱滑膜炎の結果として広範に腫れた手や足の指。乾癬性関節炎や反応性関節炎でみられることが多く，指炎とも呼ばれる。
側頭下顎関節（temporo-mandibular joint）（TMJ）　顎関節。
損傷（impairment）　健康（状態）において「損傷」とは，心理的，身体的，解剖学的な構造または機能において何らかの欠陥や，異常がみ

られることをいう（WHO，1980）。

太極拳（Tai Chi）　伝統的中国の心身弛緩運動。入り組んだ108の動きをゆっくりリラックスした方法で30分以上かけ連続して行う。

対照群（contol group）　臨床的研究における対照群には次の2種類がある。1つは研究されている医学的状況で，従来の標準の治療が与えられる場合であり，もう1つは効果のない物質（プラセボと呼ばれる）が与えられる場合である。この対照群と実験的治療が与えられた群とで病気について効果がみられたかどうかが比較される。

代替的で補完的な治療法（alternative and complementary remedies）　これらにはホリスティック医学，民間療法，代替療法［薬草療法，薬草抽出物，ホメオパシー，アーユルヴェーダ，漢方医学（TCM）］等が含まれる。これらの補完的で代替的な治療法のほとんどは，主にその治療法がたいへん効果的であったという人からの体験談に基づいている。その体験談の有効性を立証するために科学的な方法が適用されるべきである。

大腸（large intestine）　水分を吸収することによって便を液体から固体の形に変化させる腸の部分。しばしば単に結腸と呼ばれるが，実際は虫垂，盲腸，結腸，直腸が含まれる。全体の長さは約1.5m。

大動脈炎（aortitis）　血液を心臓から最終的には全身に供給する中心的な動脈である大動脈の炎症。

対立遺伝子（allele）　染色体上の特定な場所（遺伝子座）にある遺伝子の遺伝構成要素。複数存在する場合はその1つの型をいう。

竹様脊椎（bamboo spine）　脊椎の癒合が竹のような外見を生み出すため，進行したASのX線上にみられる脊椎の形。

多発関節痛（polyarthritis）　多数関節の炎症。慣例的には4つ以上の関節の炎症をいう。

タンパク質（protein）　アミノ酸で構成される大きな分子。体の組織における必須成分（ペプチドも参照）。

遅効性疾患修飾性抗リウマチ薬（slow-acting and symptom-modifying anti-rheumatic drugs）（SAARDs and SMARDs）　従来の治療法で効果がみられない脊椎関節炎に使われるスルファサラジンやメトトレ

キサートのような薬。名前にあるように，これらの薬は効果が現れるのに時間がかかる。NSAIDsとは違い，これらの薬は痛みを和らげるものではないが，最初に根底にある炎症を沈静化して，コントロールすることで，痛みを緩和するのに役立つ。

腸（bowel, gut, intestine）　小腸と大腸を表す言葉。

腸炎（enteritis）　小腸の炎症（過敏症）。

腸骨（ilium or iliac bone）　骨盤の主な骨の部分。片側にそれぞれ1つずつあり，左右の仙腸関節で仙骨とつながっている。

腸内粘膜（intestinal mucosa）　栄養の吸収を行う腸表面の内膜。

腸内微生物叢（intestinal flora）　通常腸内で育つ細菌や微生物。腸内フローラ。

爪剝離症（onycholysis）　乾癬や反応性関節炎でみられる爪の異常と変色。乾癬では爪の痘痕に次いで起きることがある。

TENS（transcutaneous electrical nerve stimulation）（経皮的電気神経刺激）　皮膚の電極を通して神経細胞に電気を送ることで痛みを和らげることに使われる治療法。

TNF（tumor necrosis factor alpha）（腫瘍壊死因子α）　炎症を促進したり，他の前炎症分子の生産を抑えたり，細胞自身が癒し修復する手助けをするなど，免疫反応において重要な働きをしているサイトカイン（伝達タンパク質）。細胞で効果を発揮するためにTNF受容体と呼ばれる細胞表面のタンパク質にくっつく。

T細胞（またはTリンパ球）（T cell or T limphocyte）　TとはTリンパ球が成熟する胸腺（thymus）を表す。T細胞とは，免疫反応において重要な役割を果たす白血球であるが，Bリンパ球とは違い，抗体（免疫グロブリン）をつくることはない。CD4＋ヘルパーT細胞，および，細胞毒CD8＋またはサプレッサーT細胞という2つの中心的なサブタイプがある。

DEXA骨スキャン（DEXA bone scan）　通常のX線写真と比べて，かなり初期段階の骨粗鬆症を探す骨密度を測定する方法。DEXAとは[dual-energy X-ray absorption]のことで，すなわち2つの違った量子エネルギーや波長のX線吸収のこと。

DNA　遺伝子情報を運ぶ二重らせん構造の分子。主に植物や動物のそれぞれの細胞の核の中に存在する。それが細胞に正確に何をすべきか，どのように機能すべきかを命じる。

特発性（idiopathic）　原因がわからない，または説明が困難である。

同胞（sibling）　兄弟姉妹。

内科医（internist）　内科医学を専門とする医師（手術は要求されない）。

軟骨（cartilage）　なめらかで衝撃を吸収する表面を形成するために関節の骨の端を覆っている組織。その結果，摩擦の少ない動きができる。軟骨は鼻や耳のような場所にもある。

二重盲検（double-blinded）　二重盲検試験では，調査研究者（医師）と研究参加者（患者）の双方とも，誰が実験用の薬を受け取り，誰がプラセボを受け取ったかをしらないため，より客観的で偏見のない結果を得ることが出来る。

尿道炎（urethritis）　尿道（尿が膀胱から外に放出される間の管）の炎症症状。

膿漏性角化症（keratoderma blennorrhagica）　反応性関節炎（ライター症候群）の時に起こる手のひらや足の裏にできる発疹。乾癬の形態と似ている。

吐き気（nausea）　食べ物を戻したい（嘔吐）気持ち。

白血球（leukocyte）　英語では white blood cell ともいう。免疫系の部分。

発生率（incidence）　ある時間内（ほとんどは年ごと）に決められた母集団の中で病気になった人の数の割合。有病率に対して発生率は，ある時間内に決められた集団の中で新しく病気になる数を表している。すなわち，新しい症例がどのくらい診断されるかである。

馬尾症候群（cauda equina syndrome）　症例は非常に少ないが，進行した AS 患者で，脊椎神経の行き止まりである脊椎の下端が徐々に瘢痕化する。このため下方の脊椎神経を絞扼して，神経学的な異常が起きることがある。馬尾（cauda equina）は馬の尾のことで，脊椎神経の一番下の部分が脊椎を離れる前に束になって下の方に垂れ下がっているために名付けられた。

鍼治療（acupuncture） 2000年以上前の中国を起源とする古代の医学的治療手技。「鍼のつぼ」と呼ばれる特別な場所に髪の毛ほどの太さの鍼で，皮膚を刺すことによって接触できるある径路を通って体中を巡る「気」または「生命エネルギー」という理論的な概念に基づいている。鍼のつぼを刺激することは脳や脊髄神経を刺激する。そして，痛みの経験を変化させたり，生化学的な変化をもたらす化学物質を放出する。その物質は治癒力を刺激し，全体的によい健康状態を促進する。「第7章 漢方医学」も参照のこと。

ハンディキャップ（社会的不利）（handicap） 健康（状態）における「ハンディキャップ」とは，個人にとって正常な役割（年齢，性別，社会的文化要因による）を十分に果たすことが，制限されたり，できなかったりする損傷や障害が原因の個人に与えられた不利益のこと（WHO，1980参照）。

反応性関節炎（reactive arthritis） 体のどこか他の部位の感染が原因で起きる関節炎。すなわち，関節には感染がみられない。もっともよくみられるタイプはHLA-B27に関連があり，ある種の腸や泌尿生殖器系の感染の後に引き続いて起きることがある。

B細胞（Bリンパ球）（B cells or B lymphocytes） 骨髄で成熟する抗体を生み出す白血球細胞。Bという文字はBリンパ球が家禽からみつかったファブリシウス嚢に由来するが，後に骨髄を含むまでに広げられた。

ビスフォスフォネート（bisphosphonates） それらは骨吸収を抑制するので，骨粗鬆症を治療するために使われる薬。

泌尿生殖器系（genitourinary tract） 生殖器，膀胱，膀胱からの尿道。

病因論（pathogenesis） 病気進行の過程。

フォレスティール病（Forestier's disease） 「強直性骨増殖症」を参照。

付着部（enthesis） 靱帯や腱が骨に付着する部分。

付着部炎（enthesitis） 付着部の炎症。

付着部症（enthesopathy） 付着部におけるすべての異常を含んだ総括的な言葉（たとえば付着部炎は付着部症の炎症型である）。

プラセボ（placebo） 元々は「私は喜ばす」という意味のラテン語であ

ったが，今は調査研究の参加者に与えられる偽薬に対して使われている言葉。薬剤の効果や治療を検査するために使われる。短期間の臨床試験では，臨床的に使用されているもっとも効果のある薬の多くはプラセボよりもわずか25％ぐらい効果がみられるだけである。科学者はどのように薬が参加者に効いているかをより詳しく調べるために，しばしば薬と偽薬の効果を比較しなければならない。このような研究においては，医師と患者の両者は，誰が薬を受け取り，誰が偽薬を受け取るかわからない。このような研究を「二重盲検試験」と呼ぶ。

プロトンポンプ阻害薬（proton pump inhibitors） 胸焼けや消化性潰瘍疾患の治療に使われる薬のグループ名。これらにはオメプラゾール（プリロセック），エソメプラゾール（ネキシウム），パンソプラゾール（プレバシッド）などが含まれる。

ページェット病（Paget's disease） 骨の代謝回転が加速されることによって特徴づけられる病気で，骨が膨大するが弱く，脆くなる。血液の供給が増すことから，触れると暖かく感じる。変形性骨炎とも呼ばれる。

ペプチド（peptide） アミノ酸が2，3個結びついたもの。タンパク質は多くのペプチドが結びついたもの。

ヘリコバクターピロリ（Helicobacter pylori） 胃や十二指腸潰瘍になりやすくなる胃の中にいるらせん形の細菌。

変形性関節症（osteoarthritis/osteoarthrosis） 関節の変性疾患。脊椎あるいは体重がかかる関節（膝や股関節）がしばしば侵される。普通は加齢と共にみられるが，しかし，関節外傷の後など様々な理由で若い時期にも起こることがある。変性関節疾患としても知られ，関節痛，機能障害，関節可動域の減少，変形が起こることもある。

包（嚢）（bursa） 関節の骨の近くにあって，曲がる力を受けるために液体が貯まった袋。肘や膝にかかる衝撃を和らげる。なめらかにする液体を分泌する滑膜で覆われている。

マクロファージ（macrophage） 侵入してきた細菌や他の侵入物を食べる比較的大きな免疫細胞。侵入物の小さな破片を提示することによって他の免疫細胞を刺激する。時々HIVの様な侵入してきた相当量の

ウイルスを殺すことせず，そのようなウイルスの保有宿主として働く。

未亡人のこぶ（dowager's hump） 骨粗鬆症を伴った高齢の女性の背中の上部にできるこぶ（亀背）。

無作為化，二重盲検，プラセボコントロール，多施設試験（randomized, double-blind, placebo-controlled, multicenter trial） 患者が無作為に研究中の薬か代用の薬のどちらかを受け取るよう指定される臨床試験。研究を行っている患者も医師もどちらの治療がなされているのかはわからない。研究の薬の代用薬はプラセボである。そして研究は多数の施設で行われる。

ムチランス型関節炎（arthritis mutilans） 関節炎の非常に破壊的な形。この用語は高度に重症の乾癬性関節炎の病態に使われる。

無痛（analgesia） たとえばパラセタモールやNSAIDs，麻酔薬のような薬によって，痛みを軽減するもの。このように痛みを和らげる薬のことを鎮痛薬と呼ぶ（NSAIDs 参照）。（訳者注：analgesia は通常，無痛覚症と訳されている。）

胸焼け（heartburn） 胃酸が食道に逆流することで引き起こされる症状。

メトトレキサート（methotrexate） さまざまな炎症性関節炎を含む炎症性疾患の治療に，低用量で使用される薬剤。癌の治療には大用量が使われる。MTXとも省略される（遅効性抗リウマチ薬も参照）。

モノクローナル抗体（monoclonal antibodies） 調査あるいは病気の治療に使われる人工的に作られた抗体で，それらはまったく同じ性質（純粋な抗体）を持つ1つの母細胞を培養（クローン）し，増殖させて作られる。

有病率（prevalence） 決められた時期に特定の病気や症状に罹患した，特定の母集団内で観察される人々の数。10万人の母集団について観察される症例数として述べられることが多い。もしくは，百分率で表される。発生率と比べて有病率は，特定の期間における全症例数の大まかな数字と考えることができる。

葉酸とフォリン酸（folic acid and folinic acid） ビタミンB複合体の仲間。

予後（prognosis） 予想される病気の結末または結果。

予想化，無作為化，二重盲検試験（prospective, randomized double blind study）　研究が始められる前に，プロトコルでデータの分析結果が特定される臨床試験や研究（予想化）。患者は無作為に試験薬か代用薬のどちらかを受け取るように割り当てられ，研究を行う患者と医師が，どちらの治療がどちらの患者に与えられるかしらない（プラセボも参照）。

ライター症候群（Reiter's syndrome）　関節炎，結膜炎，尿道炎という古典的な3つの症状を伴うHLA-B27と関連した反応性関節炎であり，脊椎関節炎の他の症状を伴う場合も伴わない場合もある。この状態を表すのに反応性関節炎という用語が現在ではより広く使われている。

リウマチ専門医（rheumatologist）　関節，筋肉，靱帯，関連する組織や骨に関与する疾患を診断したり，治療したりするために，専門的な訓練を受けた医師（委員会承認の内科医または小児科医）。

リウマチ熱（rheumatic fever）　連鎖球菌性による咽頭感染が引き金で起こる反応性関節炎。特徴として強い痛みの関節炎がある。先進国ではあまりみられなくなったが，他の国では今なおよくみられる。心臓の弁が炎症を起こしたり，傷ついたりすることがある（リウマチ性心臓疾患）。

臨床前診断（preclinical diagnosis）　症状や兆候が現れる以前に行う遺伝病の診断。

リンパ球（lymphocyte）　血液，リンパ液，そして，リンパ組織に存在する白血球のタイプ。主に免疫反応に関係する（Bリンパ球，CD4＋（CD8＋）Tリンパ球，Tリンパ球も参照）。

レントゲン撮影（roentgenography）　X線参照。

[付録3] 日本の専門医
脊椎関節炎専門医紹介
（日本脊椎関節炎研究会理事の方を掲載します）

井上 康二　〒599-0212
大阪府阪南市自然田940
TEL：0724-73-2000
大阪リハビリテーション病院

浦野 房三　〒388-8004
長野県長野市篠ノ井会666-1
TEL：026-292-2261
篠ノ井総合病院リウマチ膠原病センター

小松原 良雄　〒530-0021
大阪府大阪市北区浮田2-2-3
TEL：06-6371-9921
行岡病院整形外科

小林 茂人　〒343-0032
埼玉県越谷市袋山560
TEL：048-975-0321
順天堂大学医学部附属順天堂越谷病院内科

小宮 節郎　〒890-8520
鹿児島県鹿児島市桜ヶ丘8-35-1
TEL：099-275-5111
鹿児島大学医学部附属病院整形外科

斉藤 輝信　〒982-8555
宮城県仙台市太白区鈎取本町2-11-11
TEL：022-245-1111
西多賀病院リウマチ疾患研究センター

立石 博臣　〒657-0068
兵庫県神戸市灘区篠原北町3-11-15
TEL：078-871-5201
神戸海星病院整形外科

辻本 正記　〒590-0026
大阪府堺市向陵西町4-7-34
TEL：0722-24-0085
ジョイントハウス三国ヶ丘1F 辻本クリニック

西岡 淳一　〒525-0046
滋賀県草津市追分町1234
TEL：077-569-0222
西岡リウマチ整形外科医院

八田 和大　〒632-8552
奈良県天理市三島町200
TEL：0743-62-5611
天理よろず相談所病院総合内科

福田 眞輔　〒552-0021
大阪府大阪市港区築港3-4-25
TEL：06-6599-1212
多根第二病院整形外科

前田 晃　〒530-0021
大阪府大阪市北区浮田2-2-3
TEL：06-6371-9921
行岡病院整形外科

槇野 博史　〒700-8558
岡山県岡山市鹿田町2-5-1
TEL：086-235-7232
岡山大学大学院医歯学総合研究科
腎・免疫・内分泌代謝学

松井 宣夫　〒467-8622
愛知県名古屋市瑞穂区弥富町字蜜柑山1-2
TEL：052-835-3811
名古屋市総合リハビリテーションセンター

松永 俊二　〒890-8520
鹿児島県鹿児島市桜ヶ丘8-35-1
TEL：099-275-5381
鹿児島大学医学部付属病院整形外科

松本 美富士　〒514-1295
三重県津市大鳥町向広424-1
TEL：059-252-1555
藤田保健衛生大七栗サナトリウム内科

三井 弘　〒101-0065
東京都千代田区西神田1-4-11 サンボウ水道橋ビル2F
TEL：03-3293-0205
三井弘整形外科・リウマチクリニック

三浪 三千男　〒062-0937
北海道札幌市豊平区平岸7条13丁目5-22
TEL：011-812-7001
北海道整形外科記念病院

村田 紀和　〒530-0021
大阪府大阪市北区浮田2-2-3
TEL：06-6371-9921
行岡病院リウマチ科

山村 昌弘　〒480-1195
愛知県愛知郡長久手町字雁又岩作21
TEL：0561-63-1276
愛知医科大学付属病院リウマチ科

渡部 昌平　〒791-0295
愛媛県東温市志津川
TEL：089-964-5111
愛媛大学医学部附属病院整形外科

〔五十音順、敬称略〕

土方 康世　〒567-0031
大阪府茨木市春日3丁目11-29
TEL：0726-27-3756
東洋堂土方医院（内科・漢方）
（日本AS友の会賛助会員）

井上 久　〒113-0033
東京都文京区本郷2-1-1
TEL：03-3813-3111
順天堂大学整形外科・スポーツ診科
（日本AS友の会事務局長）

〔敬称略〕

参考文献と参考資料

医学（雑誌）記事

Bakker C, Hidding A, van der Linden S, Doorslaer E van (1994) Cost effectiveness of group physical therapy compared to individualized therapy for ankylosing spondylitis. A randomized controlled trial. *Journal of Rheumatology* **21**: 264–268.

Ball J (1971) Enthesopathy of rheumatoid and ankylosing spondylitis. *Annals of Rheumatic Diseases* **30**: 213–223.

Banares A, Hernandez-Garcia C, Fernandez-Gutierrez B, Jover JA (1998) Eye involvement in the spondyloarthropathies. *Rheumatic Disease Clinics of North America* **24**: 771–784.

Barlow J, Cullen L (1996) Parenting and ankylosing spondylitis. Disability. *Pregnancy Parenthood International* **15**: 4–5.

Benedek TG, Rodnan GP (1982) A brief history of the rheumatic diseases. *Bulletin on the Rheumatic Diseases* **32**: 59–68.

Boyer GS, Templin DW, Bowler A and colleagues (1997) A comparison of patients with spondyloarthropathy seen in specialty clinics with those identified in a communitywide epidemiologic study. Has the classic case misled us? *Archives of Internal Medicine* **157**: 2111–2117.

Braun J, Brandt J, Listing J and colleagues (2002). Treatment of active ankylosing spondylitis with infliximab: a randomized controlled multicenter trial. *Lancet* **359**: 1187–1193.

Braun J, Bollow M, Reminger G and colleagues (1998) Prevalence of spondyloarthropathies in HLA-B27 positive and negative blood donors. *Arthritis and Rheumatism* **41**: 58–67.

Braun J, Bollow M, Sieper J (1998) Radiologic diagnosis and pathology of the spondyloarthropathies. *Rheumatic Disease Clinics of North America* **24**: 697–735.

Braun J, Khan MA, Sieper J (2000) Entheses and enthesopathy: What is the target of the immune response. *Annals of Rheumatic Diseases* **59**: 985–994.

Brus H, van der Laar M, Taal E, et al. (1997) Compliance in rheumatoid arthritis and the role of formal education. *Seminars in Arthritis and Rheumatism* **26**: 702–710.

Bulstrode SJ, Barefoot J, Harrison RA, Clarke AK (1987) The role of passive stretching in the treatment of ankylosing spondylitis. *British Journal of Rheumatology* **26**: 40–42.

Calin A, Nakache J-P, Gueguen A, Zeidler H, Mielants H, Dougados M (1999) Defining disease activity in ankylosing spondylitis: is a combination of variables (Bath Ankylosing Spondylitis Disease Activity Index) an appropriate instrument? *Rheumatology* **38**: 878–882.

Callahan LF, Pincus T (1995) Mortality in the rheumatic diseases. *Arthritis Care Research* **2**: 1327–1332.

Court-Brown WM, Doll R (1965) Mortality from cancer and other causes after radiotherapy for ankylosing spondylitis. *British Medical Journal* **59**: 327–538.

Dalyan M, Guner A, Tuncer S, Bilgic A, Arasil T (1999) Disability in ankylosing spondylitis. *Disability Rehabilitation* **21**: 74–79.

Dougados M, Revel M, Khan MA (1998) Spondylarthropathy treatment: Progress in medical treatment, physical therapy and rehabilitation. *Baillière's Clinical Rheumatology* **12**: 717–736.

Dougados M, Linden S van der, Juhlin R et al. (1991) The European Spondyloarthropathy Study Group preliminary criteria for the classification of spondyloarthropathies. *Arthritis and Rheumatism* **34**: 1218–1227.

Ebringer A, Wilson C (1996) The use of a low starch diet in the treatment of patients suffering from ankylosing spondylitis. *Clinical Rheumatology* **15** (Suppl 1): 62–66.

Feldtkeller E, Bruckel J, Khan MA (2000) Contributions of the ankylosing spondylitis patient advocacy groups to spondyloarthritis research. *Current Opinion in Rheumatology* **12**: 239–247.

Feldtkeller E, Khan MA, van der Linden S, van der Heijde D, Braun J (submitted) Age at disease onset and diagnosis delay in HLA-B27 negative vs. positive ankylosing spondylitis. *Annals of Rheumatic Disease* (submitted)

Finkelstein JA, Chapman JR, Mirza S (1999) Occult vertebral fractures in ankylosing spondylitis. *Spinal Cord* **37**: 444–447.

François RJ, Braun J, Khan MA (2001) Entheses and enthesitis: a histopathological review and relevance to spondyloarthritides. *Current Opinion in Rheumatology* **13**: 255–264.

Franke A and colleagues (2000) Long-term efficacy of radon spa therapy in rheumatoid arthritis—a randomized, sham-controlled study and follow-up. *Rheumatology* **39**: 894–902.

Gran JT, Skomsvoll JF (1997) The outcome of ankylosing spondylitis: a study of 100 patients. *British Journal of Rheumatology* **36**: 766–771.

Granfors K, Marker-Herman E, De Keyser P, Khan MA, Veys EM, Yu DT (2002) The cutting edge of spondyloarthropathy research in the millennium. *Arthritis and Rheumatism* **46**: 606–613.

Gratacos J, Collado A, Pons F and colleagues (1999) Significant loss of bone mass in patients with early, active ankylosing spondylitis: a followup study. *Arthritis and Rheumatism* **42**: 2319–2324.

Heikkila S, Viitanen JV, Kautiainen H, Kauppi M (2000) Sensitivity to change of mobility tests; effect of short term intensive physiotherapy and exercise on spinal, hip, and shoulder measurements in spondyloarthropathy. *Journal of Rheumatology* **27**: 1251–1256.

Herman M, Veys EM, Cuvelier C, De Vos M, Botelberghe L (1985) HLA-B27 related arthritis and bowel inflammation. Part 2: Ileocolonoscopy and bowel histology in patients with HLA-B27 related arthritis. *Journal of Rheumatology* **12**: 294–298.

Hidding A, van der Linden S, Gielen X and colleagues (1994) Continuation of group physical therapy is necessary in ankylosing spondylitis: results of a randomized controlled trial. *Arthritis Care Research* **7**: 90–6.

Holman H, Loric K (1987) Patient education in the rheumatic diseases: pros and cons. *Bulletin on the Rheumatic Diseases* **37**(5): 1–8.

Kahn M-F, Khan MA (1994) SAPHO syndrome. *Ballière's Clinical Rheumatology* **8**: 333–362.

Khan MA (1992) Spondyloarthropathies. *Rheumatic Disease Clinics of North America* **18**: 1–276.

Khan MA (1995) HLA-B27 and its subtypes in world populations. *Current Opinion in Rheumatology* **7**: 263–269.

Khan MA (1998) Slow-acting anti-rheumatic drugs in severe ankylosing spondylitis [Editorial]. *Journal of Clinical Rheumatology* **4**: 109–111.

Khan MA (2000) Patient-doctor. *Annals of Internal Medicine* **133**: 233–235.

Khan MA (2001) My self-portrait. *Clinical Rheumatology* **20**: 1–2.

Khan MA, Khan MK (1982) Diagnostic value of HLA-B27 testing in ankylosing spondylitis and Reiter s syndrome. *Annals of Internal Medicine* **96**: 70–76.

Khan MA, van der Linden SM (1990) A wider spectrum of spondyloarthropathies. *Seminars on Arthritis and Rheumatism* **20**: 107–113.

Khan MA, Khan MK, Kushner I (1981) Survival among patients with ankylosing spondylitis: a life-table analysis. *Journal of Rheumatology* **8**: 86–90.

Kidd BL, Cawley MI (1988) *Delay in diagnosis of spondarthritis.* British Journal of Rheumatology **27**: 230–232.

Koh TC (1982) Tai Chi and ankylosing spondylitis – A personal experience. *American Journal of Chinese Medicine* **10**: 59–61

Kraag G, Stokes B, Groh J, Helewa A, Goldsmith C (1990) The effects of comprehensive home physiotherapy and supervision on patients with ankylosing spondylitis: a randomized controlled trial. *Journal of Rheumatology* **17**: 228–233.

Laiho K, Tiitinen S, Kaarela K, Helin H, Isomaki H (1999) Secondary amyloidosis has decreased in patients with inflammatory joint disease in Finland. *Clinical Rheumatology* **18**: 122–123.

Lau CS, Burgos-Vargas R, Louthreno W, Mok MY, Wordsworth P, Zeng QY (1998) Features of spondyloarthritis around the world. *Rheumatic Disease Clinics of North America* **24**: 753–770.

Lloyd ME, Carr M, Mcelhatton P, Hall GM, Hughes RA (1999) The effects of methotrexate on pregnancy, fertility and lactation. *Quarterly Journal of Medicine* **92**: 551–563.

Lorig KR, Mazonson PD, Holman HR (1993) Evidence suggesting that health education for self-management in patients with chronic arthritis has sustained health benefits while reducing healthcare costs. *Arthritis and Rheumatism* **36**: 439–446.

McGonagle D, Khan MA, Marzo-Ortega H, O'Connor P, Gibbon W, Emery P (1999) Enthesitis in spondyloarthropathy. *Current Opinion in Rheumatology* **11**: 244–250.

Minden K, Kiessling U, Listing J, Niewerth M, Doring E, Meincke J, Schontube M, Zink A (2000) Prognosis of patients with juvenile chronic arthritis and juvenile spondyloarthropathy. *Journal of Rheumatology* **27**: 2256–2263.

NIH (1998) NIH Consensus Development Panel on Acupuncture. *Journal of the American Medical Association* **280**: 1518–1524.

Ostensen M, Ostensen H (1998) Ankylosing spondylitis – the female aspect. *Journal of Rheumatology* **25**: 120–124.

Pal B (1998) What counseling do patients with ankylosing spondylitis receive? Results of a questionnaire survey. *Clinical Rheumatology* **17**: 306–308.

Pato E, Banares A, Jover JA and colleagues. (2000) Undiagnosed spondyloarthropathy in patients presenting with anterior uveitis. *Journal of Rheumatology* **27**: 2198–2202.

Prieur AM (1998) Spondyloarthropathies in childhood. *Baillière's Clinical Rheumatology* **12**(2): 287–307.

Reveille JD, Ball EJ, Khan MA (2001) HLA-B27 and genetic predisposing factors in spondyloarthropathies. *Current Opinion in Rheumatology* **13**: 265–72.

Roldan CA, Chavez J, Wiest PW, Qualls CR, Crawford MH (1998) Aortic root disease and valve disease associated with ankylosing spondylitis. *Journal of the American College of Cardiology* **32**: 1397–1404.

Rosenberg AM (2000) Juvenile onset spondyloarthropathies. *Current Opinion in Rheumatology* **12**: 425–429.

Santos H, Brophy S, Calin A (1998) Exercise in ankylosing spondylitis: How much is optimum? *Journal of Rheumatology* **25**: 215–60.

Sochart DH, Porter ML (1997) Long-term results of total hip replacement in young patients who had ankylosing spondylitis. Eighteen to thirty-year results with survivorship analysis. *Journal of Bone and Joint Surgery (America)* **79**: 1181–1189.

Strobel ES, Fritschka E (1998) Renal diseases in ankylosing spondylitis: review of the literature illustrated by case reports. *Clinical Rheumatology* **17**: 524–530.

Suarez-Almazor ME, Kendall CJ, Dorgan M (2001) Surfing the net—Information on the World Wide Web for persons with arthritis: Patient empowerment or patient deceit? *Journal of Rheumatology* **28**: 185–191.

Tico N, Ramon S, Garcia-Ortun F, Ramirez L, Castello T, Garcia-Fernandez L, Lience E (1998) Traumatic spinal cord injury complicating ankylosing spondylitis. *Spinal Cord* **36**: 349–352.

Uhrin Z, Kuzis S, Ward MM (2000) Exercise and changes in health status in patients with ankylosing spondylitis. *Archives of Internal Medicine* **160**: 2969–2975.

van der Heijde D, Calin A, Dougados M, Khan MA, van der Linden S, Bellamy N (1999) Selection of instruments in the core set for DC-ART, SMARD, physical therapy, and clinical record keeping in ankylosing spondylitis. Progress report of the ASAS Working Group. Assessments in Ankylosing Spondylitis. *Journal of Rheumatology* **26**: 951–954.

van der Linden SM et al. (1984) The revised New York criteria for ankylosing spondylitis. *Arthritis and Rheumatism* **27**: 361–368.

van der Linden SM, Valkenberg HA, de Jongh B, Cats A (1984) The risk of developing ankylosing spondylitis in HLA-B27 positive individuals. A comparison of relatives of spondylitis patients with the general population. *Arthritis and rheumatism* **27**: 241–249.

van Royen BJ, De Gast A (1999) Lumbar osteotomy for correction of thoracolumbar kyphotic deformity in ankylosing spondylitis. A structured review of three methods of treatment. *Annals of Rheumatic Diseases* **58**: 399–406.

Ward MM (1999) Health related quality of life in ankylosing spondylitis. A survey of 175 patients. *Arthritis Care Research* **12**: 247–255.

White M, Dorman SM (2001) Receiving social support on line: implications for health education. *Health Education Research* **16**: 693–707.

Yagan R, Khan MA (1983) Confusion of roentgenographic differential diagnosis between ankylosing hyperostosis (Forestier's disease) and ankylosing spondylitis. *Clinical Rheumatology* **2**: 285–292.

Zeidler H, Mau W, Khan MA (1992) Undifferentiated spondyloarthropathies. *Rheumatic Disease Clinics of North America* **18**: 187–202.

書籍と研究論文

Calin A, Taurog JD (eds) (1998) *The spondylarthritides.* Oxford University Press, Oxford.

Khan MA (1990) Ankylosing spondylitis and related spondyloarthropathies. In: *Spine: State of the art reviews.* Hanley & Belfus, Philadelphia, PA.

Khan MA (1996) Ankylosing spondylitis: Clinical features. In: Klippel JH, Dieppe PA (eds) *Rheumatology,* 2nd edition. Mosby, London, p. 6.

Khan MA (1996) Back and neck pain. In: Bone RC (ed) *Current practice of medicine*. Churchill Livingstone, Edinburgh, pp. 1–14.

Khan MA (1998) Spondyloarthropathies. In: Hunder G (Ed). *Atlas of rheumatology*. Current Science, Philadelphia, pp. 5.1–5.24.

Lopez-Larrea C (ed) (1997) *HLA-B27 in the development of spondyloarthropathies*. RG Landes Company, Austin, TX.

van der Linden S (1997) Ankylosing spondylitis. In: Kelly WN, Harris ED, Ruddy S, Sledge CB (eds) *Textbook of rheumatology*, vol 2, WB Saunders, Philadelphia, pp. 969–982.

WHO (1980) International Classification of Impairment, Disabilities, and Handicaps. World Health Organization, Geneva.

索　引

【和文索引】

あ

アーユルヴェーダ　46
アキシド　35
アキレス腱炎　18, 77, 99, 115
悪性腫瘍　103
アクトネル　53
アクトロン　33
アザチオプリン　105
朝のこわばり　13, 58
アザルフィジン　36
アスピリン　44
圧迫骨折　52
アドビル　32
アドルフ・シュトリュンペル　7
アナプロックス　33
アミトリプチリン　34
アメリカ国立補完代替医療センター（NCCAM）　47
アメリカ国立保健衛生研究所（NIH）　48
アメリカ食品医薬品局（FDA）　42
アメリカ心臓協会　50
アメリカ精神医学協会　67
アメリカ脊椎炎協会　62
アメリカ先住民　90

アモキシシリン　49
アルコール　31, 34, 53
アレブ　33
アレンドロネート　53
アロマセラピー　46
アンピシリン　49

い

異型接合　86
異型接合体　115
遺伝カウンセリング　86, 115
遺伝子座　84
遺伝子マーカー　10, 115
イブプロフェン　32
イムラン　105
イメージ誘導法　45
インフリキシマブ（レミケード）　39, 40, 105

う

ヴァレンティニ　7
ウェルティ、ユードラ　8
うつ病　**67**
ウラディミール・フォン・ベヒテレフ　7
運動プログラム　19, 58, 69
運動療法用ボール　20

え

栄養補助食品　42, 43
エキセドリン　33
エクササイザー（固定静止自転車）
　20, 64, 104
エストラタブ　53
エストロゲン　53
エソメプラゾール　35
エタネルセプト（エンブレル）　40
エビスタ　53
エラビル　34
エリスロマイシン　50
エルシニア　96, 103, 117
炎症性腸疾患（IBD）　2, 13, 36,
　68, 81, 83, 86, 94, 102, 105, 117
エンドルフィンシステム　45
エンブレル、エタネルセプト
　40

お

黄体ホルモン　53
オスグッド・シュラッター病
　102, 117
オメプラゾール　35
オルディス　33

か

ガードル関節　12, 79, 123
潰瘍性大腸炎　2, 13, 81, 83, 94,
　95, **101**, 117

カイロプラクティック　43, 69
家族歴　**10**, 53, 86, 100, 102
ガドリニウム　72
カルシウム　31, 52, 53
カルシトニン　53
寛解　3, 42
環状亀頭炎　98
関節吸引　74
関節形成術（arthroplasty）　**49**,
　69, 118
関節リウマチ　17, 38, 73, 118
乾癬　2, 36, 68, 83, 86, 94, 95, **100**,
　102, 105
乾癬性関節炎　38, 99, 100, 103,
　119
鑑別診断　72
漢方医学　44, 119

き

気　44, 119
気管切開術　51
キャンピロバクター　96, 119
急性カタル性結膜炎（ピンクアイ）
　98
急性虹彩炎　1, 13, 16, 65, **80**, 98,
　100, 101, 102
強直性骨増殖症　75, 119
強直性脊椎炎国際機構（ASIF）
　65, 106
胸椎後弯症　52
筋ジストロフィー　3

く

クラミジア 97, 98, 105, 120
クリンダマイシン 49, 50
グルコサミン 43
クレブシエラ菌 83
クレブス 7
クローン病 2, 13, 38, 81, 83, 94, 95, **101**, 105, 120

け

脛骨結節 18, 102
経皮的電気神経刺激（TENS）46, 128
結合織炎 15, 17, 120
血清反応陰性関節炎 120
血清反応陰性脊椎関節炎 74
血清反応陰性付着部炎および関節炎（SEA） 102
結腸鏡検査 49
血沈 **73**, 99, 120
結膜炎 101, 120
ケトプロフェン 33, 36
ケラチノサイト 100

こ

広角鏡 64, 69, 107
抗核抗体 73
硬化性腸骨炎 75, 120
抗原提示細胞 92, 121
虹彩炎 80, 81
抗生物質 49, 105
硬膜外麻酔 51
抗リウマチ薬 65, 105
股関節骨折 53
国立精神衛生研究所 67
個人情報カード 54
骨性強直 79
骨粗鬆症 17, **52**, 54, 121
骨軟化症 75, 121
骨密度測定 53
固定静止自転車、エクササイザー 20, 64, 104
コナー、バーナード 5
ゴムボール腹 77
娯楽活動 19, **63**
コルセット 61, 68
コンドロイチン 43
コンピューターX線断層撮影（CT） 73

さ

サイトカイン 38, 122
細胞傷害性T細胞 84, 92
催眠術 45
サフォー（SAPHO）症候群 75, 122
サラゾピリン 36, 104
サリドマイド 41
サルモネラ 96, 103, 122
ザンタック 35

し

ジェームス・レストン　45
ジギタリス　44
子宮頸管炎　96, 97, 98, 123
糸球体腎炎、IgA腎症　56
シクロオキシゲナーゼ　35
シクロスポリン　104
四肢麻痺　54, 55
疾患修飾抗リウマチ薬　36
疾患修飾薬　36
シメチジン　34
ジメチルスルホキシド（DMSO）　46
若年性AS　17, 79
受胎能　37, 62, 68
出産　62, 68
出生時の欠損　37
シュトリュンペル、アドルフ　7
授乳中　35, 36, 37, 62
シュノーケル　21
腫瘍壊死因子α　38, 39, 128
ショイエルマン病　75, 123
常染色体　85
小児（若年性）脊椎関節炎　102
ショーバーテスト　15, 124
除去ダイエット　43, 124
職業リハビリテーション機関　65
自立団体組織　106
神経伝達物質　45, 124

神経ホルモン　45, 124
人工関節置換術　**49**
人工股関節置換術　62, 69, 80
腎臓のアミロイド症　55
心臓ブロック　82
心臓ペースメーカー　50
心臓弁膜症　50
靱帯棘　78, 124

す

水泳　20, 104
水中療法　20, 125
睡眠障害　67
ステロイド　**38**, 68, 81, 104, 105, 125
スポーツ　19, **63**
スルファサラジン　**36**, 104, 105, 125

せ

生活の質、QOL　66
生検法　74
性染色体　85
生物学的製剤　40
生物学的反応修飾製剤　40, 125
精密検査　73
世界保健機構（WHO）　45
セカンドオピニオン　71
脊柱後弯症　125
脊柱側弯症　125
赤沈（ESR）　58

脊椎炎　5, **80**
脊椎関節炎　18, 38, 74, 75, 83, 85, 92, 93, **94**, 125
脊椎後弯症　50
脊椎骨折　69
脊椎症　125
脊椎側弯症　16
脊椎椎間板炎　55
赤痢菌　96, 103, 125
設計用の机　61
摂食障害　67
セファゾリン　49
セレコキシブ　35
セレブレックス　35
線維筋痛症　15, 17, 126
線維輪　78, 126
全身性エリテマトーデス　73
選択的エストロゲン受容体モジュレーター（SERMs）　53, 126
仙腸関節炎　1, 12, 15, 57, **72**, 73, 99, 101, 102, 103, 126
前部ぶどう膜炎　80
前立腺炎　98

そ

ソーセージ指　100, 126
足底腱膜炎　18, 77, 78, 99
側頭下顎関節　57, 80, 126
率直な脊椎炎の話、Straight talk on spondylitis　62, 65

た

太極拳　44, 127
代替的で補完的な治療法　42, 43, 44, 45, 46, 47, 48, 127
大動脈閉鎖不全症　82
タガメット　35
たばこ　34, 52, 69

ち

竹様脊椎　16, 65, 79, 127
遅効性（疾患修飾性）抗リウマチ薬　36, 127
恥骨関節　9
腸疾患合併関節炎　101
鎮痛剤　32, 37, 45

つ

爪剥離症　100, 128

て

低炭水化物ダイエット　43
殿筋粗面　9

と

同型接合　86
同型接合体　115
同種療法　44
銅製のブレスレット　46
特発性環軸関節亜脱臼　55

な

ナプリン 33
ナプロキセン 33

に

ニザチジン 35
ニューヨーク基準 74
尿道炎 96, 98, 129
認識機能 35
妊娠 37, 62, 68, 73
妊娠中 35, 36, 62

ね

ネキシウム 35

の

嚢胞性線維症 3
膿漏性角化症 98, 129

は

バーナード・コナー 5
ハーブ、薬草 44
バイオフィードバック 46
肺気腫 16
白内障 38
蜂と蛇の毒 46
白血球抗原 84
白血病 3, 103
馬尾症候群 55, 129
パミドロネイト 41

鍼治療 44, 45, 130
バルデコキシブ 35
反応性関節炎 2, 83, 94, **96**, 97, 98, 100, 103, 105, 130
ピエール・マリー 7
ビオックス 35

ひ

光ファイバー喉頭鏡 50
非ステロイド性抗炎症薬（NSAIDs） 2, 11, **32**, 55, 57, 68, 104, 105
ビスフォスフォネート 53, 130
ビタミン 31, 43
びまん性特発性骨増殖症（DISH） 75
ピンクアイ、急性カタル性結膜炎 98

ふ

ファモチジン 35
プーバ療法（PUVA） 104
フェニルブタゾン 11, 32
フォッサマック 53
フォレスティール病 75, 130
副子（スプリント） 61, 68
ブタゾリディン 32
付着部炎 36, 38, 58, 73, **76**, 78, 99, 100, 102, 103, 104, 130
プラセボ 130
プラセボ効果 42, 45
プリズム眼鏡 50

プリロセック　35
プレバシド　35
プレマリン　53
プレムプロ　53
プロトンポンプ阻害薬　35, 131

へ

ページェット病　75, 131
ペースメーカー　69, 82
ベクストラ　35
ペニシリン　49
ベヒテレフ、ウラディミール・フォン　7
ペプサイド　35
ペプチド　84, 92, 131
変形性関節症　43, 131

ほ

方形化　78
膀胱鏡検査　49
放射性高純度塩化ラジウム　41
放射線医学　**72**
放射線治療　69
放射線療法　41
補高便座　59
補助具　61, 68
ホメオパシー　44
ホリスティック医学　46

ま

マイアカルシン　53

マクロファージ　92, 131
麻酔　**50**
マッサージ　43, 69
麻痺　69
マリー、ピエール　7

み

未分化型脊椎関節炎　84, 102, **103**
未亡人のこぶ　52, 132

め

瞑想　44
メスチーソ　102
メトトレキサート　**37**, 104, 105, 132
免疫抑制剤　81, 105

も

モートリン　32
モルヒネ　44

や

薬草（ハーブ）　44

ゆ

有酸素運動　20
ユードラ・ウェルティ　8

よ

腰椎穿刺　51

ヨーロッパ脊椎関節炎研究グループ（ESSG） 95

ら

ライター症候群 2, 83, 94, **96**, 103, 133
ラドンガスの吸入 41
ラニチジン 35
ラムセス2世 5
ラロキシフェン 53
ランソプラゾール 35

り

リウマチ情報センター 66
リウマチ専門医 47, **70**, 87, 133
リウマトイド因子 73
リウマトレックス 37, 104, 105
理学療法 19, 69
リセドロネート 53
リハビリテーション科 19
硫酸化補助食品 43

る

ルフェン 32

れ

レストン、ジェームス 45
レミケード、インフリキシマブ 39, 105

ろ

ロフェコキシブ 35

【英文索引】

ASIF、強直性脊椎炎国際連盟 65
AS自立支援団体 69

COX2阻害 35
CRP 58, **73**, 122
CT、コンピューターX線断層撮影 73

DISH、びまん性特発性骨増殖症 75
DMARDs 36
DMSO、ジメチルスルホキシド 46

ESR、赤沈 58
ESSG、ヨーロッパ脊椎関節炎研究グループ 95

FDA、アメリカ食品医薬品局 42

HLA-B27 2, 10, **83**, 84, 85, 86, 87, 90, 92, 93, 94, 96, 97, 99, 100, 102, 103, 116

HLA-B27タイピング　87, 89
HLA-B27トランスジェニックマウス　92
HLA-B27のサブタイプ　90
H2ブロッカー　34, 116

IBD、炎症性腸疾患　83
IgA腎症（糸球体腎炎）　56

MRI　72, 103, 116
MRI磁気共鳴画像法　122

NCCAM、アメリカ国立補完代替医療センター　47
NIH、アメリカ国立保健衛生研究所　48
NSAIDs（非ステロイド性抗炎症薬）　2, 11, **32**, 55, 57, 68, 104, 105, 116

PUVA、プーバ療法　104

QOL（生活の質）　66, 67

SEA、血清反応陰性付着部炎および関節炎を表す　102
SERMs、選択的エストロゲン受容体モジュレーター　53
Straight talk on spondylitis（率直な脊椎炎の話）　62, 65

TENS、経皮的電気神経刺激　46, 128
TNF、tumor necrosis factor alpha　38, 128
TNF阻害薬　81
TNF阻害療法　4, 11, **39**, 40, 104

WHO、世界保健機構　45

訳者あとがき
～訳者として，患者として～

　目を閉じて大学時代に思いを馳せる時，いつも頭に浮かぶ1つの風景がある。
　それは午後の柔らかい日差しが差し込む階段教室で，私は広い教室の後ろの方に座っている。出席している学生はまばらで，ただ教室には教授の声だけが響きわたっている。心地よさに浸りながら，ふとまどろみを感じたそんな瞬間，突然飛び込んできた1つの言葉。「言葉の錬金術」。19世紀のフランス文学界に彗星のごとく現れ，偉大な足跡を残し，去っていった孤高の天才詩人，アルチュール・ランボーの'地獄の一季節（Une saison de Enfer）'の中の一節であった。私はその時からその言葉の虜になった。言葉を選りすぐって，まさにその言葉でしか表現できない1つの言葉を紡ぎ出す作業。「私もいつかそんな仕事をしてみたい」と思い始めたのはその時からだった。今回の仕事は「医学」という畑違いの仕事ではあったが，1つ1つの言葉を紡ぎ出す作業においては同じであった。しかし分野が分野だけに，内容の正確さが求められる。著者の意図を酌んで，いかに正確な内容を適切な言葉で表現するかに一番神経を使った。用語解説にあえて英語を書き添えたのは，若き研究者に利用していただくためである。
　篠ノ井総合病院は私にとって6番目の病院だった。忘れもしない2007年の6月1日，昆虫に魅せられている次男に付き合って，春の「イボタ蛾」を採集する目的で，上高地近くにある白骨温泉まで足を伸ばした際，右手首に自覚した痛みはもはや全身に広がり，この病院で原因がわからなかったら，日本の医療機関の無力を怨み，しばらくは病院巡りはやめにしようと心に固く決めていた。名前が呼ばれ診察室にはいると，浦野先生が私の問診票を見ながら，「今日あなたに正しい診断名が付けられるかもしれません」とおっしゃった。ベッドに横たわり先生が押された場所は，どこも大きな声を上げずにはいられないほど痛かった。背骨や骨盤を中心に7枚のX線写真が撮られ，次に診察室に呼ばれたときに先生がおっしゃられ

た言葉は「脊椎関節炎」というものだった。

　わたしもこの病気については多少知識があった。自分の病気がなんだかわからなかったために，私はそれまでに10冊以上のリウマチや膠原病の本を読んでいた。そのどの本でもたった数行で紹介されていた病気だ。さらに脊椎関節炎のプロトタイプである強直性脊椎炎（AS）は日本人にはたいへん少なく，男女の罹患比は12：1で，男性に圧倒的に多い病気と紹介されていたため，症状は近いものの，選択肢から除外していた病気だ。もしその病気が本当に私の病気なら，私は滅多に存在しない超希少種ということになる。すかさず先生にそのことを質問すると，「いやぁ，本当はそうではないんですよ。女性の方が比較的症状は軽いんですが，私が思うに，むしろ女性の方に多い病気かもしれません」とおっしゃった。私は何はともあれ自分に病名がついたこと，そしてそれが今までで一番納得いくものであったことが，何よりうれしかった。

　私はそれまでの医療機関で，いろいろな診断名を付けられてきた。単純な関節炎，線維筋痛症，分類不能の結合組織病，気のせい，などなど。2007年8月5日，朝日新聞の医療のコーナーに「線維筋痛症に救いの手」という記事が載せられた。その記事を読み，私は聖マリアンナ医科大難病治療センターの線維筋痛症医療情報センターに，自分の症状をファックスで送った。すると「現在100通以上の問い合わせがあるが，1つずつ対処しているので，連絡が遅れるが少し待って欲しい」という連絡をいただいた。その次に送られてきた書面には，あなたのそばで線維筋痛症を診断できる医師として，篠ノ井総合病院 浦野房三先生の御名前があった。脊椎関節炎としばしば誤診される線維筋痛症という病気は，同様に全身に激しい疼痛が現れる病気であるが，非器質性の疾患であり，通常血液検査で異常が現れることはない。しかし7月の終わりから2ヵ月間お世話になったリウマチセンターでは，最初CRP（炎症反応を表す数字）の値が4.42mg/dl（基準値0〜0.23），MMP-3（軟骨の破壊を表す数字）が285.5ng/ml（基準値17.3〜59.7）と高値であったために，線維筋痛症という選択肢とも少し違うと思っていた。それでも1人1人の病気に対し，誠実に対応してくださった聖マリアンナ医科大学病院の先生方には大変感謝している。リウマチセンターでは，はっきりとした病名がつかず，初期

の関節リウマチを視野に入れた治療が施されたが，1ヵ月後に受けた血液検査ではまったくうそのような正常値になっていた。そのため薬を弱めたところ，今度は全身の痛みがぶり返し，その後ひどい頭痛や眼痛，激しい下痢などの胃腸症状が現れ，そのことを訴えると，「そんな病気はセオリーに合わないから，精神科に紹介状を書きましょう」と真剣に言われてしまった。これだけの身体的異常と自覚症状があり，ただ自分に起こっている症状を正確に伝えただけなのに，全身の痛みに加えて，あの時の不信感と絶望感を私は今も忘れることはできない。しかし今考えると無理のないことだったとも思う。脊椎関節炎の症状は，関節の痛みだけではなく多岐にわたっている上に，日本人には少なく，特に女性には少ない病気というのが，現在の日本医学界での定説なのだから。

精神科の変わりに，東京の大学病院に紹介状を書いてもらい，膠原病に関する検査を徹底的にしていただいたが，結果はすべて陰性であった。いよいよ私の病気に対する謎は深まり，これを最後と聖マリアンナ医科大学病院に紹介していただいてあった篠ノ井総合病院を訪れることにした。そこで浦野先生に出逢えたことは本当に幸運であった。そうでなければ私はいまだに全身を錐でえぐられるような痛みとこわばりに苦しめられて，自分の言葉も信じてもらえず，生きる気力さえ失っていたかもしれないのだ。そう考えると恐ろしさに背筋が寒くなる。有名人ならともかく，無名の片田舎の主婦が，原因不明の全身の痛みのために自殺したところで，何の話題にもならないだろう。

次に浦野先生がおっしゃられた言葉は意外なものだった。「あなたは英語が読めますか？」「はいすこし」と謙虚（？）に答えると，「それは良かった。日本にはこの病気の本がまだないのですよ」とおっしゃって，私にこの本の原書を紹介してくださったのだ。私は早速その本を友人を介して取り寄せ読み始めた。その中には私がいろいろと書物であたった内容とは違ったことが書かれていたし，知れば知るほど役に立つ情報が惜しげもなくすべて記されていた。それは今思えば，御自身が重度のAS患者である著者のカーン博士が，患者の痛みや苦しみを心底知っているからこそ，患者が少しでもQOLの高い快適な生活を送れるよう，医者として患者として持っている情報を余すことなく役立てたいという真摯な姿勢ゆえになし

えた結果だと思う。
　誰から強制されたわけでもなく，当然のごとく私は翻訳を始めた。難解な専門用語を調べるため，専門店から医学大辞典と，医師のための治療薬の本を購入した。初めは痛みのために背中に厚い座布団を当てがい，手首の痛みのためにキーボードをたたくこともままならなかったが，その作業はいつの間にか当時外出もままならなかった私の生き甲斐となり，振り返ってみれば2ヵ月弱で大まかな本文の翻訳をやり終えていた。私は先生の所に原稿をお持ちした。当初は私の知った内容を，先生の所に来る患者さんたちに有効に利用してもらえれば良いと考えたためだ。そんなきっかけで始めた翻訳が，まさか本になろうとは夢にも思わなかったし，本当に1冊の本になったことを思うと，実に感無量である。
　実際この翻訳の仕事は，私にとって一石五鳥ぐらいの価値はあった。1つは自分自身の病気について詳しく知ることができて，対策が立てられるようになったこと。2つめは矛盾するようであるが，夢中になることで自分の病気を忘れることができたこと。3つ目はいろいろな英単語をたくさん覚えられたこと。4つ目は翻訳が特に医学という知らない分野だっただけに，大きなジグソーパズルを完成させるような，難解な怪事件を解決するような楽しみを感じられたこと。そしてこれが一番うれしいことだが，その翻訳が本となって，同じ病気で苦しむ人のお役に立てるかもしれないということだ。とにかくこの仕事を通して，私はどん底の体調と，どん底の精神状態から生還することができた。
　全身に激しい疼痛が現れる線維筋痛症という病気は，たいへん皮肉な話であるが，2007年2月女性アナウンサーの自殺というショッキングな事件を通じて，報道機関でも大きく扱われ，日本でもクローズアップされるようになり，診断基準などが広く行き渡るようになってきた。私は何よりこの本が，患者の皆さんはもちろん，特にリウマチ性疾患を専門とする医療従事者の手に渡り，この病気に対する間違った認識が改められ，この病気がけっして少ないものではなく，女性や子どもにも起こりうる病気であるといった意識改革がなされ，早く正確な診断と適切な治療が，身近な病院でも普通に行われるようになることを望むものである。
　私は篠ノ井総合病院に1ヵ月に1度通院するのに，高速道路を使って片

道1時間以上かかるが，浦野先生の元には，北は北海道，南は沖縄，遠くはシドニーから患者が押し寄せている．そしてどの人も，ひどい全身の痛みにもかかわらず，いろいろな病院から見放され，正確な診断がなされずに，わらをも掴む思いで，遠い道のりを篠ノ井総合病院まできているのだ．この本の6章の初めにも書かれているように，AS患者には，彼らの苦痛に理解を示し，診察に十分な時間を取り，親切で，愛情深く，思いやりに溢れた医師が必要である．にもかかわらず，医療難民とならざるを得ない患者さん達に，同情を禁じ得ない．脊椎関節炎という病気には決定的な検査項目がなく，血液検査などから診断しにくい病気である．医師を取り巻く環境はますます厳しさを増す昨今ではあるが，医師はデータの数字を見るだけでなく，目の前にいる患者という人間から，またその言葉から総合的に多くの情報を得て欲しいと切に願う．

　本書にもたくさん扱われているが，ASは最近注目されてきている炎症性腸疾患（IBD）とも深いつながりがある．近年日本でもIBDが増えてきていることを考えると，その患者の中にもAS患者が潜んでいる可能性が考えられる．ASはIBDだけではなく，虹彩炎という目の病気や，乾癬という皮膚疾患とも深い関連がある．また脊椎関節炎の中の反応性関節炎は，子宮頸管炎，尿道炎，結膜炎などとも関係している．そのような広い意味でもASは，医学関係者に広く正しく認識される必要がある病気なのではないかと思う．リウマチ性疾患を患う患者は，どんなに明るく振る舞おうと，絶え間ない痛みと体の変形，機能障害のために，心の奥底に悲しみを抱えているはずである．人間として柔らかい心を持っているならば，それは至極当然のことであろうと思う．時々'病気があっても前向きに！'などと書かれたフレーズを目にすることがあるが，それは一様に理解はできるものの，患者の痛みに近づこうとしない者の机上の空論に思われる．患者が前向きになるためには，家族，友人，医療従事者，職場の仲間などの暖かい理解と，物理的，精神的サポートが不可欠であることは言うまでもない．医学の専門家ではない私が，このようなことを言うことは大それたことかもしれないが，素人の立場から自分の経験を通し，そんなささやかな願いを持つことをお許しいただきたい．

　最後にこれからのますますの医学の発展を祈念すると共に，日々患者の

ために奮戦し，私にこの本の原書を教えて下さり，原稿を出版社に紹介して下さり，本の監修を引き受けて下さって，私に適切な治療を施してくださる篠ノ井総合病院リウマチ膠原病センター長 浦野房三先生に，心からの感謝を捧げる．また，私の原稿を本にしてくださった明るくポジティブで実に有能な，心優しい林峰子社長始め，新興医学出版社のみなさんに心から感謝申し上げたい．さらに，絶望の淵にあった時も私を信じ，内助の功（本人承諾済み）を示してくれた夫 田島卓と，翻訳作業中，手抜きの料理にも文句も言わず健気に耐え抜いてくれた私の愛する4人の子どもたちと，症状が重かった時に力になってくれた私の両親始め，親戚の方々，多くの頼もしい友人，医療従事者の皆さんに心から感謝の意を表し，この本が世の中に化学変化をもたらす一粒の種とならんことを祈りながら送り出したいと思う．

2008年10月

田島彰子

(原著者紹介) **Muhammad Asim Khan**
　ケース・ウエスタン・リザーブ大学医学部内科学教授（米国オハイオ州, クリーブランド市）
　リウマチ学者であり, 強直性脊椎炎の患者でもある.
　米国リウマチ学会会員, 米国内科学会会員, 英国王立内科学会会員
　2000年アメリカリウマチ学会特別賞（Distinguished Rheumatologist Award）受賞.

(監修者紹介) 浦野 房三
　長野県厚生連篠ノ井総合病院リウマチ膠原病センター
　リウマチ膠原病センター長　および　リウマチ科部長を兼務
　昭和51年　　和歌山県立医科大学医学部卒業
　昭和57年　　篠ノ井総合病院 整形外科医長
　平成 2 年　　信州大学医学部にて医学博士取得
　平成 3 年　　日本リウマチ財団海外派遣医として
　　　　　　　　　米国ケース・ウェスタン・リザーブ大学リウマチ科に留学
　平成 5 年　　信州大学医学部整形外科委嘱講師
　平成 8 年　　篠ノ井総合病院リウマチ膠原病センター・リウマチ科医長
　平成19年　　同センター・リウマチ科部長
　平成20年　　同センター・リウマチ膠原病センター長を兼務

(訳者紹介) 田島 彰子
　松本深志高等学校卒
　早稲田大学第一文学部仏文科卒
　長野清泉女学院高等学校英語教師等を経て, 現在夫と4人の子供と共に安曇野市に在住
　三郷昆虫クラブに所属, 詩, 随筆, 童話, 短編小説なども執筆

©2008　　　　　　　　　　　　　　　　第1版発行　2008年11月23日

強直性脊椎炎

（定価はカバーに表示してあります）

　　　　　　　監　修　　浦　野　　房　三
　　　　　　　訳　者　　田　島　　彰　子

　　　　　　　発行者　　　　林　　　峰　子
　　　　　　　発行所　　　株式会社 新興医学出版社
　　　　　　　〒113-0033　東京都文京区本郷6丁目26番8号
　　　　　　　電話　03(3816)2853　　FAX　03(3816)2895

印刷　株式会社 藤美社　　ISBN978-4-88002-499-8　　郵便振替　00120-8-191625

・本書の複製権・上映権・譲渡権・公衆送信権（送信可能化権を含む）は株式会社新興医学出版社が保有します.
・本書を無断で複製する行為,（コピー, スキャン, デジタルデータ化など）は, 著作権法上での限られた例外（「私的使用のための複製」など）を除き禁じられています. 研究活動, 診療を含み業務上使用する目的で上記の行為を行うことは大学, 病院, 企業などにおける内部的な利用であっても, 私的使用には該当せず, 違法です. また, 私的使用のためであっても, 代行業者等の第三者に依頼して上記の行為を行うことは違法となります.
・JCOPY 〈（社）出版者著作権管理機構 委託出版物〉
　本書の無断複写は著作権法上での例外を除き禁じられています. 複写される場合は, そのつど事前に（社）出版者著作権管理機構（電話 03-3513-6969, FAX 03-3513-6979, e-mail : info@jcopy.or.jp）の許諾を得てください.

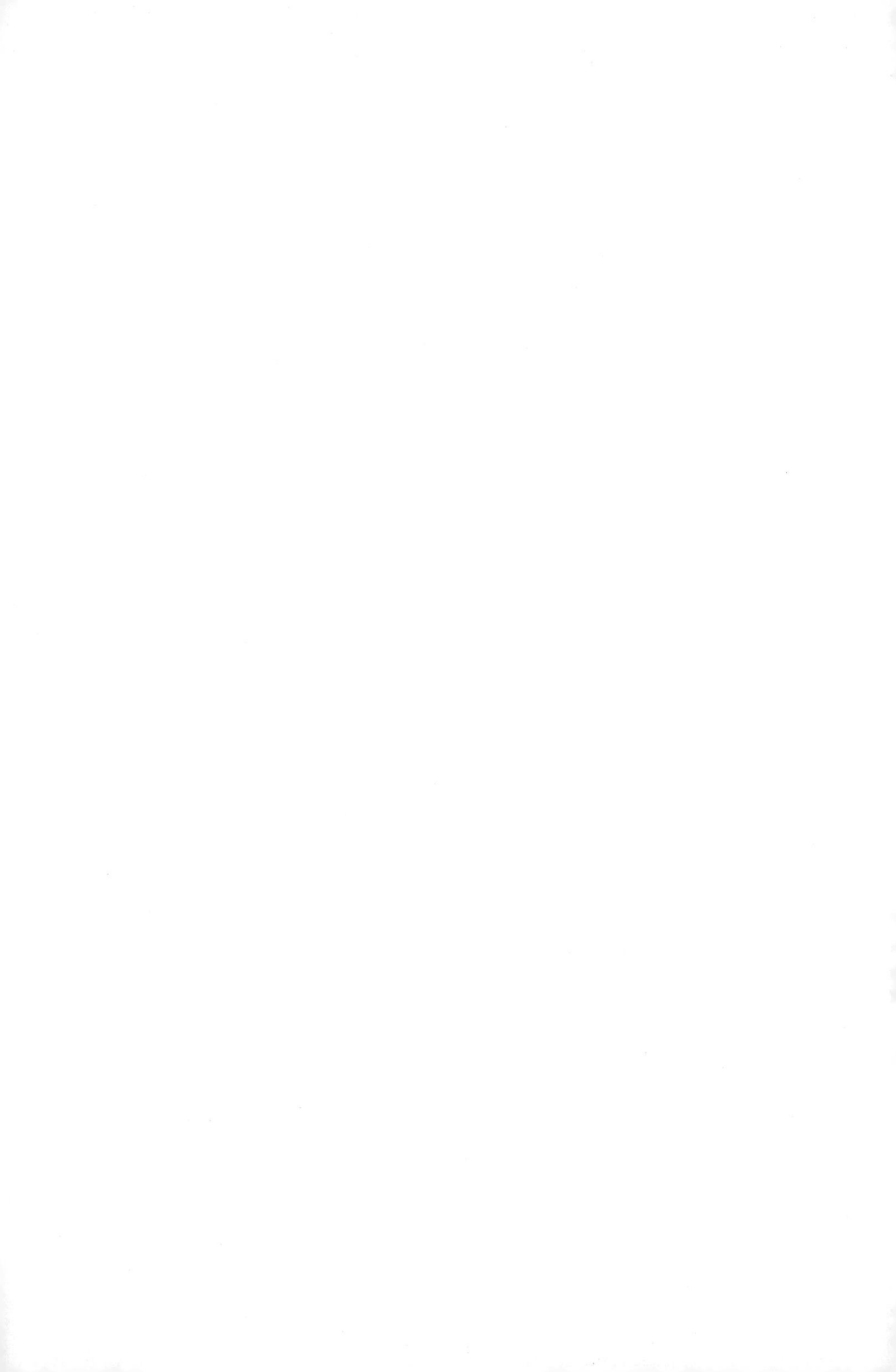